DOS SANTOS
GNATHOLOGIE

GNATHOLOGIE

PRINZIPIEN UND KONZEPTE

VON
JOSÉ DOS SANTOS JR.

DEUTSCHE ÜBERSETZUNG
VON
OLAF SCHENK

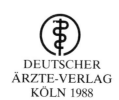

DEUTSCHER
ÄRZTE-VERLAG
KÖLN 1988

José dos Santos Jr., D.D.S., M.S.
Associate Professor, Department of Restorative Dentistry
University of Sao Paulo Dental School
Sao Paulo, Brasilien

Dr. med. dent. Olaf Schenk
Zahnarzt
Hohenzollernring 26, 5000 Köln 1

Mit 161 Abbildungen in 195 Einzeldarstellungen

ISBN 3-7691-4014-1

Titel der amerikanischen Originalausgabe:
Occlusion. Principles and concepts
Copyright © by Ishiyaku EuroAmerica Inc., St. Louis, Tokyo 1985

Deutsche Lizenzausgabe:
Copyright © by
Deutscher Ärzte-Verlag GmbH, Köln 1988

Gesamtherstellung:
Deutscher Ärzte-Verlag GmbH, Köln

Inhaltsverzeichnis

Vorwort

Okklusion mit all ihren funktionellen und
morphologischen Aspekten erfreut sich
wachsenden Interesses von seiten derjenigen
Wissenschaftler, die sich mit Erkrankungen
der Mundhöhle, deren Prophylaxe und Behandlung befassen.

Unglücklicherweise sind einige Publika-
tionen, die sich mit diesem Thema beschäftigen, unzureichend oder zu komplex, um einem Anfänger diese Thematik näherzubrin-
gen. Deshalb habe ich mich auch entschlos-
sen, dieses Buch zu schreiben. Ich möchte
die heute gültigen Theorien der Gnathologie
darlegen und sie, wo nur irgend möglich, mit
Zeichnungen erklären. Dabei möchte ich
mich nicht mit anderen, anspruchsvolleren
Werken messen.

Auf der anderen Seite soll dieses Buch
dazu beitragen, den Lernwilligen in die Lage
zu versetzen, sich auch nach seinem Studium
selbständig auf diesem Gebiet weiterzubil-
den. Deshalb habe ich dem Ende dieses Tex-
tes eine ausführliche Bibliographie angeglie-
dert, die Studenten und Praktiker anregen
soll, die theoretischen und praktischen
Aspekte der Gnathologie zu verfolgen.

José dos Santos Jr., D.D.S., M.S.

Einführung

Okklusion wird am besten als Unterkieferbewegung definiert, die zu einem Kontakt antagonistischer Zähne führt. Diese Beziehungen sind seit langem Gegenstand umfangreicher klinischer Untersuchungen und führten zu erheblichen Auseinandersetzungen innerhalb der Wissenschaft. Insbesondere der Praktiker lenkt sein Augenmerk auf die funktionellen Aspekte der intermaxillären Beziehungen. Dieser Teilbereich ist für den Kliniker, der einzelne oder mehrere Zähne wiederherstellen möchte, ohne pathologische Veränderungen hervorzurufen, die aus einer veränderten Kieferrelation entstehen können, von großem Interesse.

Folglich müssen zunächst die Unterkieferbewegungen des Patienten analysiert werden, wobei man den Oberkiefer als Bezugsebene benutzt. Unterkieferbewegungen können okklusale Muster beeinflussen und wirken sich deshalb auch auf die rekonstruktiven Maßnahmen aus. Das Kauorgan besteht aus verschiedenen Struktur- (Knochen, Knorpel, Bänder usw.) und Funktionselementen (neuromuskuläres System, Kiefergelenke, Zähne usw.). Beide Elemente befinden sich im Gleichgewicht, so daß jedes für sich eine wichtige Rolle innerhalb des maxillo-mandibulären Komplexes einnimmt.

Bei einem klinischen Fall, in dem ein oder mehrere Zähne ersetzt oder konservierend versorgt werden müssen, sollte sich der Praktiker darauf konzentrieren, diese Zahneinheit so präzise, aber zugleich auch so einfach wie möglich wiederherzustellen. Es ist deshalb wichtig, die Grundzüge der Unterkieferbewegungen, insbesondere die Physiologie des Kauorgans zu beachten, so daß nach der Eingliederung normale, ausgewogene und stabile Verhältnisse herrschen. Ohne ausreichendes Wissen um die Grundzüge und die relevante Physiologie werden befriedigende Resultate bestenfalls zufällig erzielt werden können.

1
Das Kauorgan

Das Kauorgan setzt sich aus verschiedenen anatomischen Strukturen zusammen, von denen jede, obwohl in der Funktion unterschiedlich, ein Teil des Ganzen bildet. Hauptbestandteile dieses Regelkreises sind die Zähne, der Zahnhalteapparat, der Ober- und Unterkiefer, das Kiefergelenk, die dazugehörige Muskulatur, Lippen, Zunge, Wangen, das neuromuskuläre System und die Gefäße. Um eine geregelte Funktion dieses komplexen Systems sicherzustellen, ist ein Gleichgewicht aller beteiligten Strukturen notwendig.

Gleichzeitig muß das Kauorgan als Teil des ganzen Organismus gesehen werden, da es mit dessen Strukturen vernetzt ist. Das Zusammenspiel verschiedener Elemente, die den Kauapparat beeinflussen, wird durch das zentrale und periphere Nervensystem geregelt. Dieses Zusammenspiel macht es erforderlich, einen kurzen Abriß der Anatomie und Physiologie der neuralen und muskulären Komponenten einzufügen; hierbei können jedoch nicht alle Phänomene ausführlich erläutert werden.

1.1
Die Kaumuskeln

Um das Zusammenspiel der einzelnen Teile des Kauorgans zu verstehen, ist es nötig, sie zunächst entsprechend ihrer morphologisch funktionellen Bedeutung vorzustellen.

1.1.1
Musculus masseter

M. masseter und M. temporalis sind die am weitesten an der Oberfläche liegenden Muskeln des Schädels. Die Muskelfasern des Masseter setzen am Arcus zygomaticus und am Kieferwinkel an und verlaufen vertikal. Der Muskel besteht aus einem profunden (tiefer liegenden) und einem superfiziellen (oberflächlicheren) Teil. Der obere Anteil des superfiziellen Muskelanteils setzt mittels starker Sehnen am Processus maxillaris des Os zygomaticum an und zieht nach dorsal nicht über die Sutura temporozygomatica hinaus. Von diesem Punkte ausgehend orientieren sich die Fasern nach kaudal und dorsal und setzen am Unterkieferwinkel an.

Die tiefer gelegene Schicht ist nur am Hinterrand des Muskels sichtbar. Ventral verschmilzt der vordere Bauch mit dem superfiziellen Muskelanteil. Die Fasern des profunden Teils haben ihren Ursprung an der Innenfläche des Arcus zygomaticus und vereinigen sich nach kaudal mit den Fasern der oberflächlichen Muskelpartie. Eine Sehnenplatte, die vom Os zygomaticum ausgeht, bedeckt zwischen 50 und 70% des gesamten superfiziellen Muskels. Diese Sehnenplatte ist aus folgenden Gründen bedeutend: (a) Verringerung der Länge der kontraktilen Elemente im Muskel; (b) mit Hilfe klinischer Palpation kann ermittelt werden, ob das Zentrum maximaler Kraftentwicklung nahe dem Kieferwinkel liegt.

Die funktionelle Aktivität des Muskels ist sehr kompliziert. Fasern und Sehnen der profunden und superfiziellen Anteile des Muskels divergieren in einem Winkel von 50° (Abb. 1-1). Dieser Umstand verwirrt den Beobachter, wenn der ganze Muskel kontrahiert ist, da die Kraftkomponente nicht der Erwartung entspricht. Statt dessen sind, obwohl der gesamte Muskel aktiviert ist, stets einige Fasern erschlafft, während andere kontrahiert sind. Diese Tatsache belegt, daß der Muskel mehr als Muskelbündel denn als Einzelelement arbeitet.

Mit den ventralen Faserbündeln wird die Speise zermahlen und zentriknah gekaut. In der Ruheschwebelage des Unterkiefers sind diese Fasern normalerweise leicht angespannt. Die dorsalen Anteile des Muskels sind für den Kauakt weniger relevant, sind jedoch maßgeblich an schnellen Unterkieferbewegungen beteiligt.

Wegen seiner hohen Erregungsschwelle in der Ruheschwebelage und der vornehmlich auf okklusalen Kontakt ausgerichteten

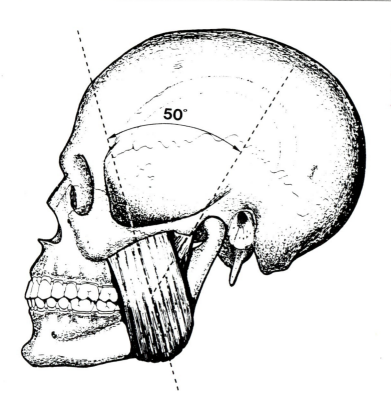

Abbildung 1-1:
Anatomie des M. masseter (profunder und superfizieller Anteil). Der Winkel von 50° zeigt die Divergenz beider Schichten

Bewegung wird dieser Muskel eher als unterstützende Kraft denn als die Unterkiefereinstellung bestimmender Muskel angesehen. Er ist auch an der Protrusion beteiligt.

Der M. masseter und der M. temporalis arbeiten synergistisch während der Elevation des Unterkiefers und als Antagonisten bei minimalen Mundöffnungsbewegungen.

1.1.2
Musculus temporalis

Der M. temporalis zeichnet sich durch seine Fächerform aus. Obwohl er eine große Fläche seitlich am Schädel in der Fossa temporalis bedeckt (sie setzt sich zusammen aus einem kleinen Teil des Os parietale, einem großen Anteil des Os temporale sowie aus Teilen des Os sphenoidale), ist er sehr dünn.

An der lateralen Seite des Schädels hat er seinen Ursprung in Höhe der Temporallinie und teilt sich in drei Partien, einen anterioren, medialen und posterioren Anteil. Diese Faserbündel laufen kaudalwärts zusammen und setzen am Proc. coronoideus und am Ramus mandibulae an.

Die Pars anterior, der größte Anteil des Muskels, besteht in der Hauptsache aus senkrecht verlaufenden Fasern. Die Fasern des medialen Anteils ziehen schräg nach hinten, die des posterioren Anteils verlaufen horizontal.

Die Funktion des Muskels kann am besten verstanden werden, wenn man die einzelnen Komponenten getrennt analysiert.

1.1.2.1 Pars anterior des M. temporalis.
Der anteriore Teil des Muskels setzt an der Spitze des Proc. coronoideus an. Der obere Teil hat seinen Ursprung am Os temporale und bildet dort eine dünne Muskelplatte. Die Muskelfasern weichen um weniger als 10° von der Hauptkraftrichtung des Muskels ab (Abb. 1-2).

Diese Fasergruppe ist beim Mundschluß aktiviert, während der Mundöffnungsphase dagegen inaktiv. Außer bei maximaler Mundöffnung oder Öffnung gegen einen Widerstand kann bei mandibulärer Depression (Mundöffnung) keine Muskelaktivität gemessen werden. Man vermutet, daß dadurch ei-

Abbildung 1-2:
Anatomie des M. temporalis (pars anterior, medialis und posterior). Der Vektor zeigt die Hauptrichtung der Kraftresultierenden im vorderen Anteil des Muskels

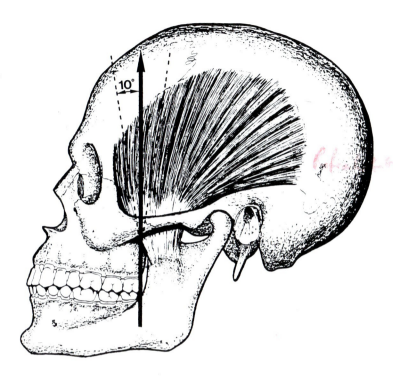

ne Verlagerung der Kondylen aus ihren Gelenkgruben verhindert wird, falls der Widerstand plötzlich nachläßt.

Anatomisch und biochemisch gesehen, sind diese Muskelfasern hauptsächlich während des Mundschlusses, beim Schluckakt und während der Ruheschwebe aktiv. Seine Fasern sind funktionell so ausgelegt, daß sie die Nahrung nahe der Interkuspidationsposition zermahlen können. Bei normalen protrusiven Bewegungen des Unterkiefers ist ihre Aktivität vermindert bzw. nicht vorhanden.

1.1.2.2 Pars posterior des M. temporalis. Die Fasern dieses Muskelanteils verlaufen dergestalt, daß sie den Unterkiefer anheben könnten; jedoch sind die meisten Fasern nicht in der Lage, effizient als Elevatoren zu arbeiten. Vielmehr fungieren sie als Retraktoren oder als Haltefasern.

Während der meisten funktionellen Bewegungen erfüllen sie die gleichen Funktionen wie die anterioren Anteile. Während der Mundöffnung und Protrusion bleiben sie inaktiv.

1.1.2.3 Pars medialis des M. temporalis. Bei Protrusion wird eine hohe Aktivität dieser Muskelfasern beobachtet.

1.1.3
Musculus pterygoideus medialis

Dieser Muskel verläuft an der Innenseite des Ramus mandibulae und folgt dem Verlauf des M. masseter. Er besitzt eine rechteckige Form, ist jedoch nicht so stark ausgeprägt wie der Masseter. Sein Ursprung liegt in der Fossa pterygoidea, wo seine inneren Fasern mittels starker Sehnen am Processus pterygoideus medialis ansetzen. Der Muskel hat seinen Ursprung in der Fossa pterygoidea und der Tuberositas maxillae. Von dieser Linie ausgehend, ziehen die Fasern nach kaudal, dorsal und lateral und setzen an der Innenfläche des Kieferwinkels an (Abb. 1-3 und 1-4).

Der Muskel wirkt synergistisch mit dem M. masseter. Er ist ein typischer Unterkiefer-Elevator und hat ein überwiegend vertikales Bewegungsmuster ohne exzentrische Anteile.

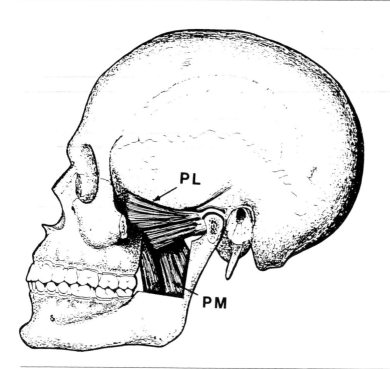

Abbildung 1-3:
Anatomie des M. pterygoideus lateralis (PL) und medialis (PM)

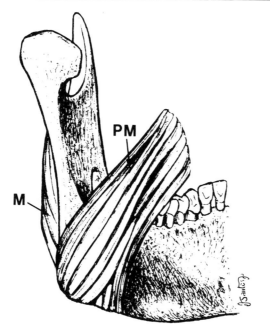

Abbildung 1-4:
Distale Ansicht des M. pterygoideus medialis (PM) und M. masseter (M) am aufsteigenden Unterkieferast

1.1.4
Musculus pterygoideus lateralis

Der M. pterygoideus lateralis besitzt zwei Köpfe. Der größere und tiefer gelegene hat seinen Ursprung an der äußeren Fläche der Lamina lateralis des Os pterygoideus. Der kleinere, höher gelegene Anteil entspringt der Lamina infratemporalis des Os sphenoidale. Anterior verlaufen beide Anteile getrennt, nach dorsal vereinigen sie sich jedoch am Kiefergelenk.

Die kranialen Fasern des oberen Anteils sind direkt mit der anterioren Fläche der Kiefergelenkkapsel und indirekt mit der anterioren Diskusparitie verbunden. Die Gesamtheit der Fasern setzt an der Fovea condylaris an (Abb. 1-3).

Die Bewegungsmuster des Unterkiefers, die von diesem Muskel gesteuert werden, sind wegen der tiefen Lage des Muskels in der Fossa infratemporalis schwer analysierbar. Elektromyographische Studien sind wegen Schmerzen und untersuchungsbedingten nachfolgenden Hämatomen sehr schwierig.

Bei gemeinsamer Kontraktion beider Muskelelemente läßt sich ein oberer Anteil, der schräg nach kranial zieht, von einem unteren, der schräg nach kaudal verläuft, unterscheiden. Der untere Bauch des Muskels bildet zusammen mit der suprahyoidalen Muskulatur einen Synergismus bei Protrusions- und Öffnungsbewegungen. Während der Schließbewegung und beim Schlucken wird dieser Muskel nicht aktiviert. Der dem Os sphenoidale anliegende Teil des Muskels besitzt eine ausgeprägte Muskelmorphologie. Seine elektromyographische Aktivität kann während der Schließbewegungen, beim Kauen und während des Knirschens gemessen werden; sie verhält sich dann wiederum antagonistisch zur suprahyoidalen Muskulatur. Während bestimmter Schluckbewegungen wirkt dieses Muskelbündel als Widerlager. Es wird auch unmittelbar vor bzw. gleichzeitig mit der suprahyoidalen Muskulatur beim Mundschluß während des Schluckens aktiviert.

Trotz der offensichtlich voneinander unabhängigen Bewegungsabläufe beider Teile des M. pterygoideus lateralis gibt es in der zahnärztlichen Literatur einige Stimmen, die

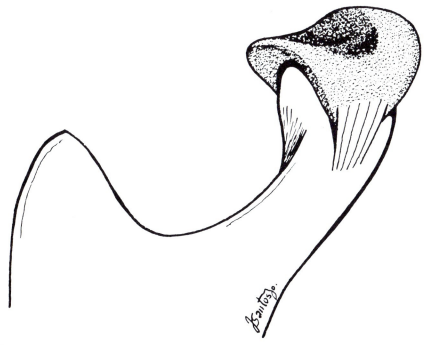

Abbildung 1-5:
Teilansicht des Diskus-Kondylus-Komplexes

eher von einer gemeinsamen Funktion ausgehen. Die meisten Autoren sind der Auffassung, daß beide Anteile bei Lateral- und Protrusionsbewegungen des Unterkiefers eine Rolle spielen. Während noch Unklarheit über ihre Funktion bei anderen Bewegungen besteht, ist man sich einig, daß ihre Hauptfunktion darin liegt, den Diskus und den Kondylus (Diskus-Kondylus-Komplex) nach anterior-kaudal zu ziehen (Abb. 1-5).

Andere Autoren sind der Meinung, daß der gesamte Muskel für die initiale Mundöffnung verantwortlich ist, wobei die suprahyoidale Muskulatur ebenfalls aktiviert wird, um die Bewegung zu Ende führen zu können. Weiterhin nimmt man an, daß der M. pterygoideus lateralis nur während unkontrollierter Mundöffnungsbewegungen aktiviert wird, wie z.B. bei Translationsbewegungen.

Der M. pterygoideus lateralis ist für die Mundöffnung nicht essentiell, er bringt jedoch die Kondylen während der initialen Öffnungsbewegung des Unterkiefers in eine günstige Ausgangsposition.

Die meisten Wissenschaftler haben sich noch nicht mit der Aktivität dieses Muskels im Verlauf der Unterkiefer-Elevation beschäftigt. Die stabilisierende Kraft des M. pterygoideus lateralis ist notwendig, um ein Verschieben des Unterkiefers während des Kauvorganges zu verhindern.

1.2
Kauhilfsmuskulatur

1.2.1
Musculus digastricus

Der M. digastricus besteht aus zwei Bäuchen, die durch eine Zwischensehne verbunden sind. Der Ursprung des anterioren Anteils liegt an der Fossa digastrica des Unterkiefers. Mittels Zwischensehne am Zungenbein setzt er mit seinem posterioren Anteil an der Incisura mastoidea an (Abb. 1-6 und 1-7).

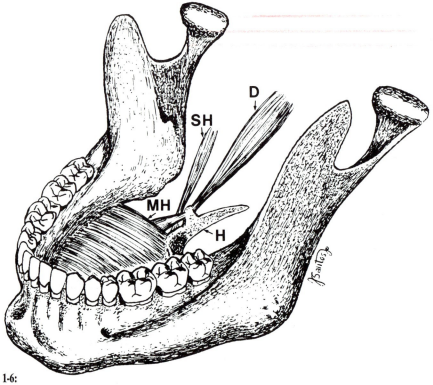

Abbildung 1-6:
Suprahyoidale Muskulatur.
H Zungenbein; MH M. mylohyoideus; SH M. stylohyoideus; D posteriorer Anteil des M. digastricus

1.2.2
Musculus mylohyoideus
Der M. mylohyoideus bildet den Mundbo-
den. Er besteht aus zwei Hälften und hat
beidseitig seinen Ursprung an der Linea mylohyoidea an der Innenseite des Unterkiefers. Beide Hälften sind medial durch eine
Sehnenplatte verbunden. Kaudal setzen die
Fasern dieses Muskels am Zungenbein an
(Abb. 1-6 und 1-7).

1.2.3
Musculus geniohyoideus
Der M. geniohyoideus entspringt mittels einer kurzen und festen Sehne am vorderen
Teil der Linea mylohyoidea bzw. der Mandibula. Seine Fasern sind nach unten und hinten gerichtet und setzen auf der Mitte des
Zungenbeins an. Dadurch steht er in ständi-
gem Kontakt mit dem Muskel der Gegenseite (Abb. 1-7).

1.2.4
Funktion der suprahyoidalen
Muskulatur
Die Mundöffnung wird bei fixiertem Zungenbein durch den M. genioglossus zusammen mit den Halsmuskeln, also M. sterno-

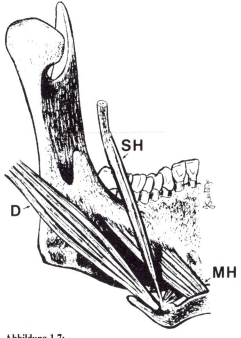

Abbildung 1-7:
Ansicht von distal des M. digastricus (D), des M. stylohyoideus (SH) und Verlauf des M. mylohyoideus (MH)
zum Zungenbein

Abbildung 1-8:
M. sternocleidomastoideus

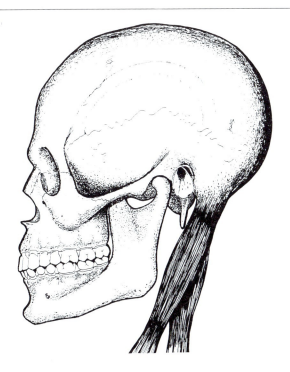

cleidomastoideus (Abb. 1-8) und M. omo-
hyoideus, bewirkt.

Unterschwellige tonische Kontraktionen
von Muskeln dieser Gruppe erfolgen häufig
in der Ruheschwebelage, da bei initialer
Mundöffnung die Lippen leicht geöffnet sind
und das Zungenbein stabilisiert wird. Die
Elevatoren des Unterkiefers erhöhen bzw.
erniedrigen ständig ihr Potential während der
Mundöffnung; dabei bleibt die suprahyoidale
Muskulatur beim Kieferschluß während der
Kaubewegungen aktiviert. Dieses ist als
Schutzfunktion einzuordnen, um ein unkon-
trolliertes, zu schnelles Schließen des Unterkiefers zu verhindern. Die suprahyoidale
Muskulatur ist an fast allen Unterkieferbewegungen beteiligt. Zum einen, um das Os
hyoideum zu stabilisieren, zum anderen, um
gleichzeitig eine störungsfreie Bewegung des
Unterkiefers während der Kaubewegungen
zu gewährleisten. Diese Muskelgruppe hebt
während des Schluckaktes das Zungenbein.
Bei der Scharnierachsenbewegung in zentrischer Relation ist diese Muskelgruppe inaktiv.

1.2.5
Musculus orbicularis oris

Der Lippenschluß wird als die Hauptfunktion des M. orbicularis oris angesehen. Mit
Hilfe dieses Muskels werden die Lippen gegen die Zähne gepreßt. In der Ruheschwebelage sorgt der Muskel dafür, daß die Lippen
locker geschlossen sind. Rhythmische Kontraktionen können während der Kauzyklen
beobachtet werden. Das Aktionspotential
des Muskels ist jedoch am geringsten, wenn
der Mund leicht geöffnet ist.

1.3
Das Kiefergelenk

Sowohl anatomisch als auch funktionell ist
das temporomandibuläre Gelenk hoch spe-
zialisiert. Es unterscheidet sich von anderen
Gelenken dadurch, daß seine Gelenkflächen
nicht von hyalinem Knorpel überzogen sind,
sondern von nicht vaskularisiertem Gewebe,
dessen Knorpelzellanteil variiert.

Das Kiefergelenk (Abb. 1-9) ist ein komplexes Gelenk, das von einer Gelenkzwi-
schenscheibe in zwei Kammern unterteilt
wird. Die obere trennt den Diskus von der
Gelenkfläche an der Schädelbasis, die untere

trennt den Diskus vom Gelenkköpfchen. Das
Innere der Knorpelscheibe bzw. des Diskus
besteht aus nichtvaskularisiertem kollagenem
Gewebe, in dem neuerdings auch Chondro-
zyten entdeckt wurden. Der Diskus ist bieg-
sam. Er sorgt dafür, daß trotz wechselnder
anatomischer Gegebenheiten (Konkavität
der Gelenkgrube, Konvexität des anterioren
Abhanges) die regelrechten Beziehungen
zwischen Kondylus und Gelenkgrube sicher-
gestellt werden.

Wenn man makroskopisch die Unterseite
des Diskus betrachtet, kann man zwei transversale Bänder bzw. Balken erkennen, die
fast parallel zueinander verlaufen. Das eine
liegt im Bereich der Vorderfläche des Kondylus und wird als „Ligamentum anterior"
bezeichnet, das andere befindet sich am
höchsten Kondylenpol und heißt „Ligamentum posterior". Abbildung 1-10 zeigt in einem Längsschnitt die Lage dieser beiden
Bänder. Ihre Stellung während des Kauvor-
gangs, sowohl in Beziehung zum Kondylus
als auch zur Fossa articularis, ist in letzter
Zeit auf verstärktes Interesse der Fachwelt
gestoßen. Der Einsatz von Kiefergelenkaufnahmen kann für das Aufzeigen von Verlagerungen dieser Bänder von großer Bedeutung sein. Da damit gleichzeitig auch der
Diskus in seiner Lage verändert ist, ist man
in der Lage, Kiefergelenksfehlfunktionen zu
diagnostizieren.

Die Diskusfunktion könnte nicht von einem steifen, knorpeligen Diskus erfüllt werden. Die posteriore Verbindung des Menis-
kus mit dem Kondylus ist auch bekannt unter dem Namen: „bilaminäre Zone". Sie besteht aus zwei Faserschichten, die in ein lo-
ses, netzartiges Gewebe eingebettet sind.
Die obere Schicht setzt an der Lamina tympanica an. Sie besteht aber nicht aus Kollagen, sondern aus Elastin. Elastin ist das einzige fibrilläre Protein des Körpers, welches
sich tatsächlich elastisch verhält. Da der Diskus des Kiefergelenks fest mit den lateralen
und medialen Polen der Kiefergelenkköpf-
chen verbunden ist (Diskus-Kondylus-Komplex, Abb. 1-5), muß der posteriore Anteil
der Kapsel elastisch genug sein, um die anterioren Translationsbewegungen zusammen
mit dem Kondylus durchführen zu können.
Die untere Schicht bedeckt den Kondylus
nicht vollständig, so daß bei anterioren
Translationsbewegungen des Kondylus jeg-

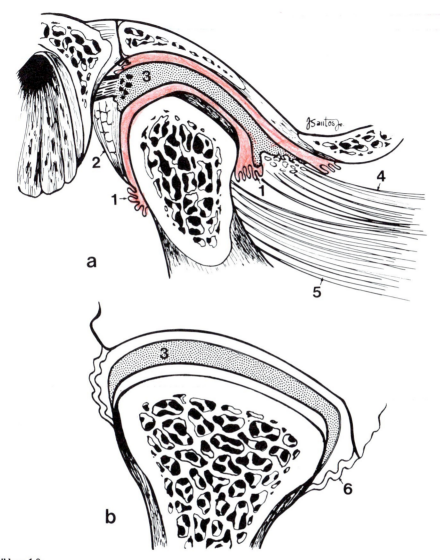

Abbildung 1-9:
Kiefergelenk
a) Seitenansicht;
b) Aufsicht auf das Gelenk.
1 Gelenkzotten; 2 bilaminäre Zone; 3 Diskus; 4 oberer Anteil des M. pterygoideus lat.; 5 unterer Anteil des gleichen Muskels; 6 laterale Begrenzung der Gelenkkapsel

liche Dehnung innerhalb dieser Schicht vermieden wird. Blutgefäße umhüllen vollkommen den inneren, nicht vaskularisierten Teil des Diskus. Das Blut wird bei den Translationsbewegungen während des Kauens in den retrokondylären Raum hineinbefördert und ausgepreßt, um den freigewordenen Platz aufzufüllen (Abb. 1-11). Die vordere Begrenzung des Diskus geht in den oberen Kopf des M. pterygoideus lateralis über, der ebenfalls gut durchblutet ist. Diese Gefäße versorgen sowohl den oberen Bauch des Muskels als auch die Kiefergelenkstrukturen.

Das Synovialgewebe, das den oberen Gelenkraum auskleidet, besitzt die Form von Zotten, wie im Längsschnitt gut zu erkennen ist (Abb. 1-9). Die hinteren Villi sind in Wirklichkeit Plicae der Synovialmembran, die am Os temporale und an der oberen, hinteren Fläche des Diskus ansetzen. Diese Plicae verschaffen dem Diskus ausreichend Raum, sich während einer anterioren Translationsbewegung des Unterkiefers bis zu 2 cm zu verschieben. Das Synovialgewebe der unteren Gelenkkammer besitzt ebenfalls Zotten. Im vorderen Anteil dieses Gelenkspaltes wird der Diskus gegen die Villi geschoben, dort befindet sich eine weichgewebige Verdickung, die dem Diskus als Anschlagspunkt dienen kann. Dieser flexible Stop ermöglicht dem Diskus, während der anterioren Translation des Kondylus eine rotatorische Bewegung durchzuführen.

Die Gelenkkapsel umschließt den Gelenkbereich nicht vollständig. Diese Tatsache wird beim Betrachten des vorderen Anteils des temporo-mandibulären Gelenkes deutlich. Die Synovialmembran, die die vordere Wand des oberen Gelenkspaltes auskleidet, wird nur durch lockeres Bindegewebe unterstützt. Das Fehlen dieses vorderen Teils der Gelenkkapsel bildet ein anatomisches Problem für das Gelenk. Da eventuelle Luxationen nicht durch eine feste Gelenkkapsel verhindert werden, sind Schäden am Synovialgewebe und an den Muskelansätzen die unausweichliche Folge. Hierin liegt wahrscheinlich auch der Grund für das häufige Auftreten von Schmerzen und für Dysfunktionen des Kiefergelenks als Folge extensiver Bewegungen. Der Rest der Kiefergelenkkapsel besteht aus Kollagen, deren Fasern nicht unter Spannung geraten. Diese lockere Struktur ist nicht in der Lage, Gelenkbewegungen zu begrenzen, kann aber den Translationsbewegungen im Gelenk folgen. Der hintere Teil der Gelenkkapsel erstreckt sich locker von der Lamina tympanica bis zum Hals des Kondylus und gibt in gleicher Weise die Möglichkeit der freien Translationsbewegung. Da die halbumfassende Kapsel mit sensiblen Rezeptoren ausgestattet ist, können neuromuskuläre Bewegungen und Stellungsänderungen des Unterkiefers während des Kauens kontrolliert und beeinflußt werden.

Die Ligamenta temporomandibulare, sphenomandibulare und stylomandibulare, die die Strukturen der Schädelbasis mit dem Unterkiefer verbinden, sind ein integrieren-

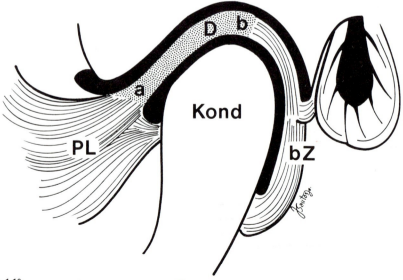

Abbildung 1-10:
Schematische Seitenansicht des linken Kiefergelenks.
D Diskus; Kond Kondylus; PL M. pterygoideus lat.; bZ bilaminäre Zone; a anteriores Band und b posteriores Band des Diskus

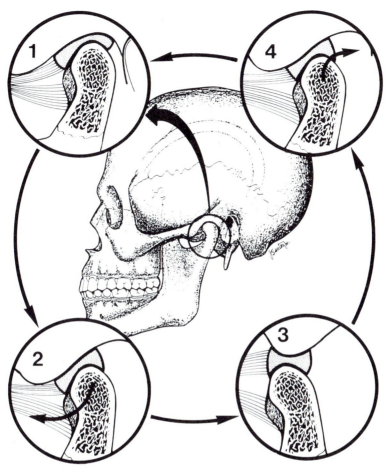

Abbildung 1-11:
Bewegungsablauf des Unterkiefers
1 Interkuspidationsposition; 2 Mundöffnung; 3 maximale Mundöffnung; 4 Elevation des Unterkiefers

der Bestandteil des Gesamtkomplexes und sorgen in der Hauptsache für eine Limitation und kontrollieren die momentane Unterkieferlage. Der nach kaudal und dorsal gerichtete Verlauf des Lig. temporomandibulare entspricht dieser Funktion während kondylärer Bewegungen. Durch das Ligament wird eine zu große laterale Dislokation des Kondylus verhindert, gleichzeitig besteht jedoch ein ausreichender Spielraum für Bewegungen nach anterior (Abb. 1-7 bis 1-12).

Durch den hohen Grad struktureller Spezialisierung ist das Kiefergelenk in der Lage, unterschiedliche Bewegungen durchzuführen, was das Verständnis für die Gelenkmechanik erschwert. Das komplexe neuro-muskuläre Zusammenspiel ist für eine adäquate Unterkieferpositionierung während der funktionellen Bewegungen verantwortlich. Dabei besteht stets eine exakte Beziehung zwischen Kondylus, Diskus und Fossa articularis. Diese funktionelle Beziehung kann nur gestört werden, wenn funktionelle oder pathologische Störungen auftreten, die häufig Folge einer Störung des Gleichgewichts im gesamten mastikatorischen Systems sind.

1.4
Das neuromuskuläre System

Einer der wichtigsten Bestandteile des stomatognathen Systems ist seine motorische

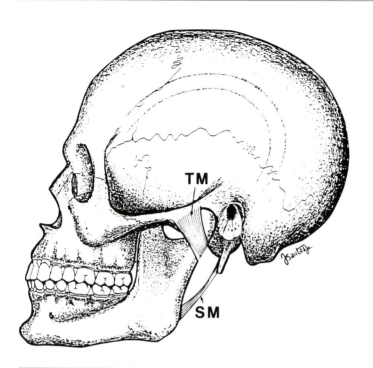

Abbildung 1-12:
Bandapparat des Kiefergelenks.
TM Lig. temporomandibulare; SM Lig. stylomandibulare

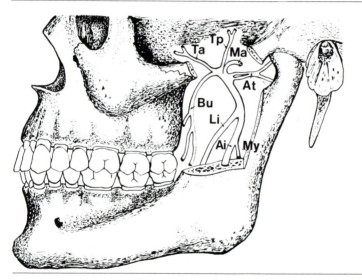

Abbildung 1-13:
Tiefe Schicht der mandibulären Innervation (sensibel und motorisch).
Ta N. temporalis (pars ant.); Tp N. temporalis (pars post.); Ma N. massetericus; At N. auriculotemporalis; Bu N. buccalis; Li N. lingualis; Ai N. alveolaris inf.; My N. mylohyoideus

und sensorische Innervation. Der fünfte Hirnnerv, der als N. trigeminus bezeichnet wird, besteht aus einem somatosensorischen und einem kleineren somatomotorischen Anteil; beide bestimmen und beeinflussen maßgeblich das stomatognathe System. Der sensible Anteil dieses Hirnnervs, der im Ganglion semilunare (Gasseri) umgeschaltet wird, versorgt sensibel die Gesichtshaut, die

Zähne und die Mundschleimhaut. Der motorische Anteil ist für die Bewegungen des Unterkiefers verantwortlich.

Die motorischen Fasern des mandibulären Trigeminusastes führen durch das Foramen ovale an der Schädelbasis und innervieren die folgenden Kaumuskeln (Abb. 1-13): M. masseter, M. temporalis, M. pterygoideus medialis und lateralis, M. tensor palati-

Abbildung 1-14:
Kraftresultierende (R) der
Unterkieferelevatoren

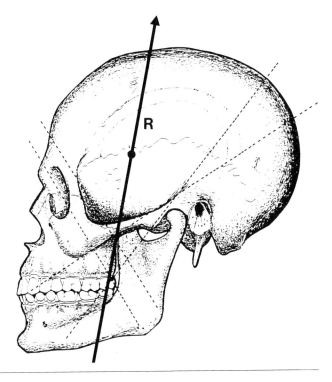

Abbildung 1-15:
Kraftvektoren des Unter-
kiefers

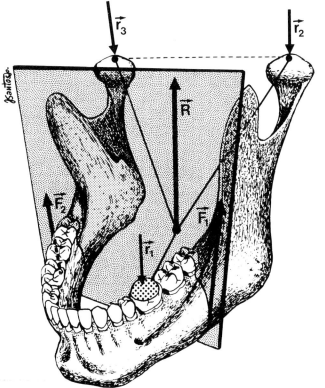

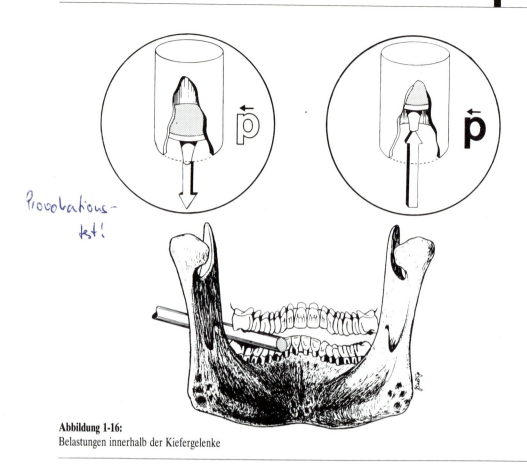

Provokations-
test!

Abbildung 1-16:
Belastungen innerhalb der Kiefergelenke

ni, M. mylohyoideus und den vorderen Bauch des M. digastricus.

Bedingt durch anatomische und funktionelle Gegebenheiten erfolgt das oral-motorische Geschehen stets durch synergistisches Zusammenwirken der linken und rechten Elevatoren. Analysiert man die Kraftresultierende der Elevatoren aus einer Seitansicht des Schädels (Abb. 1-14), so richtet sich diese ungefähr nach einer Winkelhalbierenden aus, die durch den Verlauf der Hauptachsen des M. masseter, M. temporalis und M. pterygoideus medialis gebildet wird. Dieses komplexe dreidimensionale Vektorensystem wird in Abb. 1-15 dargestellt. In Abb. 1-15 stellen F_1 und F_2 die Kräfte dar, die von den Muskeln bei der Elevation gegen einen Speisebolus mit der Kraft r_1 aufgebracht werden müssen. Wird der Bolus auf eine Kieferseite gebracht, liegt die Resultierende R in der Nähe der Molaren, dort, wo Mahlbewegungen stattfinden. r_2 und r_3 stellen Widerlager

in beiden Drehpunkten des Systems (Kiefergelenken) dar. Während des Kauens befinden sich die Zähne nahe ihrer Interkuspidationsposition; die Kondylen haben das Bestreben, entsprechend der Gelenkkonfiguration in einer stationären Lage zu rotieren. Die auftretenden Kräfte im linken und rechten Gelenk haben eine unterschiedliche Intensität. Diese äußert sich in größerem oder geringerem Druck in den Gelenken, wie es in Abb. 1-16 dargestellt ist. Das Aufbeißen auf ein Hindernis führt zu einer Druckerhöhung im kontralateralen Gelenk (Gelenk der anderen Seite), was durch das fettgedruckte p dargestellt ist und zu einer Druckreduktion auf der ipsilateralen Seite (Gelenk der gleichen Seite) führt, symbolisiert durch das magere p. Dieser Druckunterschied ist klinisch von größter Bedeutung. Hierdurch wird ein Provokationstest möglich, der es erlaubt, bei Patienten mit Kiefergelenkbeschwerden intra- oder extrakapsulären Schmerz zu entdecken.

2
Unterkieferbewegungen

Die Bewegungen des Unterkiefers können am besten analysiert werden, wenn man sie auf festgelegte Ebenen projiziert und aufzeichnet. Auch wenn solche Aufzeichnungen nicht simultan erfolgen, erlauben sie eine gute Interpretation der Unterkieferbewegungen für die Diagnose und Analyse des okklusalen Gleichgewichts sowie die Entwicklung einer geeigneten Aufwachstechnik.

In drei rechtwinklig aufeinander stehenden Ebenen wird die Kinematik der Unterkieferbewegungen aufgezeichnet. Sie sind wie folgt definiert:

a) *Horizontalebene.* Die Horizontalebene verläuft parallel zur Standfläche. Sie orientiert sich an den Kauflächen der Zähne.

b) *Frontalebene.* Die Frontalebene orientiert sich am Gesicht, ungefähr parallel zur Labialfläche der Schneidezähne. Da diese Fläche immer senkrecht auf der Horizontal- und Sagittalebene steht, kann mit ihr der Schädel in verschiedene Ebenen geteilt werden. Im gezeigten Beispiel ist sie unmittelbar hinter den Kiefergelenken angeordnet.

c) *Sagittalebene.* Die Sagittalebene teilt den Kopf in zwei spiegelbildlich-symmetrische Teile. Sie verläuft anterior-posterior.

2.1
Die Bewegungen des Unterkiefers im Raum

Die Aufzeichnung einer körperlichen Bewegung erfolgt mittels dreier strategisch angeordneter Punkte im Raum. Jede Spitze dieses Dreiecks wird durch drei Koordinaten definiert; insgesamt erhält man neun Koordinaten. Man kommt jedoch mit sechs Variablen (Freiheitsgraden) aus, wenn man z.B. bei der Analyse der Unterkieferbewegungen einige Variablen als konstant ansieht (Abb. 2-2).

Neuere Untersuchungen wurden mittels eines an einen Computer angeschlossenen Pantographen durchgeführt. Dabei wurde der Kontaktpunkt der unteren Schneidezähne als Referenzpunkt gewählt. Die räumliche Bewegung dieses Punktes im Raum wurde von photoelektrischen Sensoren erfaßt, die dann die Impulse an einen Computer weiter-

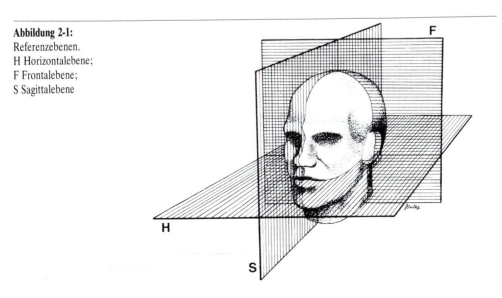

Abbildung 2-1:
Referenzebenen.
H Horizontalebene;
F Frontalebene;
S Sagittalebene

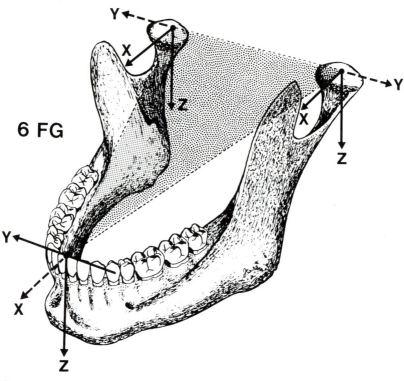

Abbildung 2-2:
Räumliche Verlagerung des Unterkiefers anhand von sechs Variablen bzw. Freiheitsgraden (6 FG). Die Lage eines gegebenen, sich bewegenden Körpers kann mittels neun Koordinaten bestimmt werden. Sechs Freiheitsgrade sind bei hochwertigen Instrumenten ausreichend.

gaben. Dort wurden sie gespeichert und durch die Rechenanlage verarbeitet. Die Abb. 2-3 zeigt die räumlichen Bewegungen des Punktes P zur Position P_1. Für jede Position wird die räumliche Lage durch die Koordinaten x, y und z für P bzw. x_1, y_1 und z_1 für den Punkt P_1 festgelegt.

2.2
Die Bewegungen des Unterkiefers in der Horizontalen

Die Bewegungen des Unterkiefers in Beziehung zur Horizontalebene können entweder im Bereich der Frontzähne oder in Höhe des Kiefergelenks analysiert werden. Die Bahnen sind je nach Aufzeichnungsort unterschiedlich. Die aufgezeichneten Bewegungen lassen erkennen, daß bei exzentrischer Unterkieferverlagerung die Achse nicht durch die Kondylen verläuft.

In Höhe des Kiefergelenks ergeben die *Anterior-posterior*-Bewegungen aus der Zentrik bis zur maximalen Protrusion eine Gerade. Die gleichzeitige Bewegungsaufzeichnung an jedem Kondylus ergibt einen parallelen Verlauf in anterior-posteriorer Richtung. Diese Bahn umfaßt Zentrik, Kopfbiß und Zwischenpositionen. In gleicher Weise werden alle Zahnkontaktbeziehungen in Zentrik auf dieser Strecke aufgezeichnet (Abb. 2-4).

Werden die *Protrusions-Retrusions-Bewegungen* im Bereich der Frontzähne aufgezeichnet, erhält man auch eine gerade Bahn in anterior-posteriorer Richtung. Auch in diesem Fall werden mögliche Kontaktbeziehungen antagonistischer Kauflächen mit der Bewegung erfaßt (Abb. 2-4).

Alle morphologischen und funktionellen Störungen, die diese Kontaktbeziehung betreffen, ergeben als Aufzeichnungsspur eine Abweichung von der Geraden. Sind die

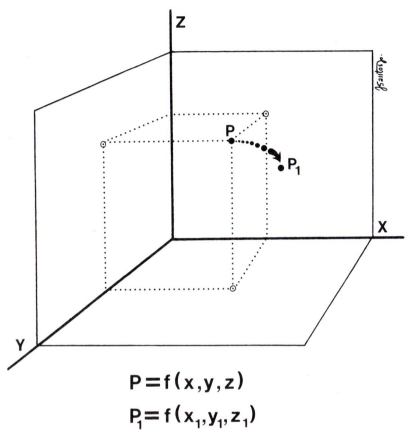

$$P = f(x,y,z)$$

$$P_1 = f(x_1, y_1, z_1)$$

Abbildung 2-3:
Dreidimensionale Festlegung einer räumlichen Verlagerung. Jede Verlagerung wird durch die in der Abbildung gezeigten Funktionen bestimmt.

Kondylen in Zentrik, so wird jeder Zahnvorkontakt im linken oder rechten Zahnbogen den Unterkiefer zu der anderen Seite ablenken. In diesem Fall ist die Ablenkung der Mandibula dadurch erkennbar, daß die Medianlinie verlassen wird, wenn der Patient seinen Unterkiefer von der zentrischen in eine vorgeschobene Position bringt.

In einigen Pantographien, die im Bereich der Frontzähne aufgezeichnet wurden, kann man ohne Schwierigkeit Zickzacklinien erkennen, die wahrscheinlich durch morphologische Veränderung der Gelenkflächen der Kondylen oder sogar des Diskus bedingt sind. Diese Bahnen lassen sich auch gelenknah aufzeichnen.

Lateralbewegungen können, wenn sie gelenknah aufgezeichnet werden, in Medio- und Laterotrusionsbahnen differenziert werden.

Die Mediotrusion verläuft in zwei Schritten: einer *immediate side shift* (unmittelbaren bzw. sofortigen Seitbewegung) und einer *progressive side shift* (vorwärtsgerichteten Seitbewegung). Aus der Zentrik folgt der ersten Seitwärtsverlagerung die zweite. Die extreme Protrusion stellt das Ende der Bewegung dar. Dazu bewegt sich der Kondylus, ausgehend von der Zentrik, zunächst auf einer kurzen Bahn nach medial und vorne und dann auf einer längeren, leicht gekrümmten Bahn weiter nach medial und vorne, um in maximaler Protrusionsstellung zu enden (Abb. 2-4).

Es ist wichtig zu wissen, daß sich der Unterkiefer bei dieser Bewegung selten auf

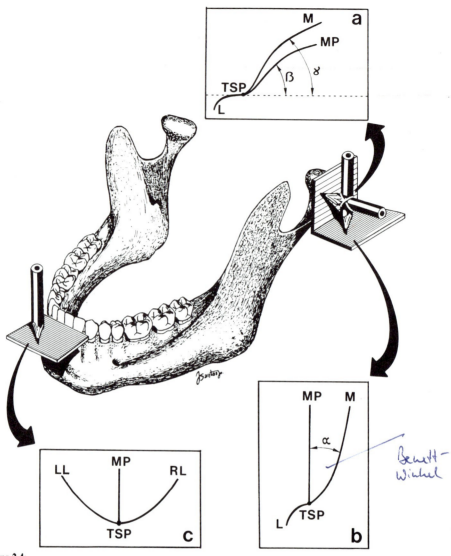

Abbildung 2-4:
Schema der Pantographie.
a) Aufzeichnung in der Sagittalen im Bereich des Kiefergelenks
b) Aufzeichnung in der Horizontalen im Bereich des Kiefergelenks
c) Aufzeichnung in der Horizontalen im Bereich der Frontzähne.
M Mediotrusionsbahn; L Laterotrusionsbahn; MP maximale Protrusion; TSP terminale Scharnierachsenposition; RL Rechslateralbewegung; LL Linkslateralbewegung; α Bennett-Winkel; β sagittale Kondylenbahnneigung; γ Fischer-Winkel

einer geraden Bahn bewegt. Die meisten Artikulatoren benutzen eine mittlere Winkeleinstellung. Sie kann daher nicht immer die tatsächliche Situation repräsentieren. Der Winkel, den diese Bahn mit einer geradlinig nach vorne laufenden Bewegung bildet, heißt ,,Bennett-Winkel". Obwohl diese Bewegung auf der Mediotrusionsseite erzeugt wird, finden sich ihre Hauptauswirkungen auf der Gegenseite des Zahnbogens, der Arbeitsseite. Basiert demnach eine okklusale Rekonstruktion auf einem gradlinigen Verlauf, so

werden sich wahrscheinlich auf der Arbeitsseite Interferenzen einstellen. Wird daher eine gerade Balancebahn benutzt, so ergeben
sich daraus überkonturierte Führungflächen
auf der Arbeitsseite, die dann bei exzentrischen Bewegungen Interferenzen hervorrufen können.

Bei Aufzeichnungen im Bereich des Kiefergelenks sind die Bewegungen der Arbeitsseite von denen der Balanceseite verschieden. Die Bahn der Arbeitsbewegung beginnt
zentriknah und endet auswärtsgekrümmt.
Die Bahn kann nach hinten, vorne oder zur
Seite gekrümmt sein (Abb. 2-4). Diese individuellen Unterschiede in der nach außen gerichteten Bewegungskomponente beeinflussen die Festlegung der Höckerhöhe während
des Aufwachsens. Man muß dazu wissen,
daß der Arbeitskondylus keine Tendenz hat,
sich an den anatomischen Voraussetzungen
zu orientieren, d. h., daß die Unterkieferbe-
wegungsfunktion mit einem großen Anteil

durch das neuromuskuläre System und nicht
durch die anatomischen Komponenten kontrolliert wird.

Zeichnet man die Lateralbewegungen
der Arbeits- und Balanceseite in Höhe der
Schneidezähne in der Horizontalen auf, so
erhält man den sogenannten ,,Gotischen Bogen'' oder ,,Pfeilwinkel'' (Abb. 2-4). Die
Lateralbewegungen beginnen in der Zentrik
und enden in einer maximalen Laterotrusionsposition. Das gesamte Grenzbewegungs-
feld kann erfaßt werden, indem man von der
Zentrik ausgehend eine Rechtslateralbewegung durchführt, maximal protrudiert, nach
links lateral bewegt und in die Ausgangsposition der Zentrik zurückkehrt.

Das in Abb. 2-5 gezeigte Registrat kann
man auch unter Zahnkontakt erhalten, wobei sich die Lateralposition auch bei unterschiedlicher Mundöffnung nicht erheblich än-
dert. Der einzig erkennbare Unterschied besteht darin, daß die Fläche des Diagramms

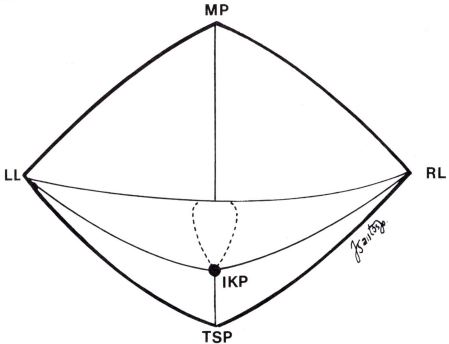

Abbildung 2-5:
Aufzeichnung der Unterkieferbewegungen in der Horizontalen (Gotischer Bogen).
TSP terminale Scharnierachsenposition; IKP habituelle Interkuspidation; MP maximale Protrusion; RL Rechtslateralbe-
wegung; LL Linkslateralbewegung

Redistrusionsseite = Balanceseite
Laterotrusionsseite = Arbeitsseite

um so kleiner wird, je weiter sich der Unterkiefer vom Oberkiefer entfernt. Einen Punkt als Aufzeichnung erhält man bei maximaler Mundöffnung.

Die äußeren Grenzen der oben beschriebenen Bewegungen stellen die Grenzbewegungen des Unterkiefers dar. Innerhalb dieser Grenzen kann der Unterkiefer jede Lage im Raum einnehmen.

2.3
Die Bewegungen des Unterkiefers in der Frontalebene

Die Aufzeichnung dieser Bewegungen kann sowohl im Bereich der Frontzähne als auch der Kiefergelenke vorgenommen werden.

Im Gelenkbereich können Bewegungen des Unterkiefers *aus der Zentrik in die Protrusionsposition* als kurze, vertikale Spur aufgezeichnet werden. Die gleiche Linie ergibt

sich bei Aufzeichnung in Höhe der Schneidezähne. Ändern sich die Kontaktbeziehungen antagonistischer Zähne, verändern sich auch die Bewegungsaufzeichnungen.

Die idealen *Öffnungs- und Schließbahnen* werden auch anhand dieser vertikalen Linien aufgezeichnet. Wird die Aufzeichnung jedoch im Bereich der Gelenke vorgenommen, so sind sie, bedingt durch die Deformation des Unterkiefers bei maximaler Mundöffnung, leicht nach innen geneigt. Die Spur, die in Höhe der Frontzähne registriert werden kann, ist allerdings länger als die gelenknah aufgezeichnete.

Auch *exzentrische Bewegungen* zeigen Charakteristika, wenn sie in der Frontalebene aufgezeichnet werden. Bei einer Registrierung in Höhe des Gelenks macht die Balancebahn, ausgehend von der Zentrik, einen Weg nach medial und kaudal und endet in der extremen Lateralposition. Die Bewegung zur Arbeitsseite zeigt eine Auswärtsbewegung des Unterkiefers. Werden diese Bewegungen in Höhe der Frontzähne aufgezeichnet, so ergibt sich das Bild eines ,,Tropfens''. Der Umfang des ,,Tropfens'' ergibt sich aus dem Kauzyklus; seine Größe ist abhängig von der Neigung der Höckerabhänge (50° bis 60°). Die so erzielte Aufzeichnung ist für jeden Kauzyklus individuell unterschiedlich. Der Einfluß der Höckerneigung auf den Kauakt ist gut erkennbar. Die Kauzyklen finden immer auf der Arbeitsseite statt. Funktionell gesehen steht die Kaueffektivität in direkter Beziehung zur zentriknahen Endphase des Kauzyklus (Abb. 2-6).

2.4
Die Bewegungen des Unterkiefers in der Sagittalen

In Höhe der Inzisivi beschreibt der Unterkiefer ein typisches Diagramm, welches als ,,Posselt-Diagramm'' bekannt ist (Abb. 2-7). Dieses Diagramm sieht jedoch vollkommen anders aus, wenn es gelenknah aufgezeichnet wird.

Das Posselt-Diagramm zeigt aus seitlicher Sicht die Grenzbewegungen des Unterkiefers (Abb. 2-8), wobei Teile dieser Bewegung unter Zahnkontakt bzw. während Öffnungs- und Schließbewegungen entstehen. Unter Zahnkontakt können die terminale Scharnierachsenposition, die maximale Inter-

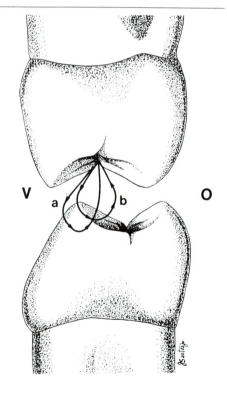

Abbildung 2-6:
Funktionelle Bewegungen in der Frontalansicht. Zyklus a stellt eine ausgedehntere Bewegung als Zyklus b dar. v vestibulär; o oral

Abbildung 2-7:
Posselt-Pyramide (sagittal).
MP maximale Protrusion;
IKP habituelle Interkuspi-
dation; RKP retrale Kon-
taktposition; R Ruhe-
schwebe; MÖ maximale
Mundöffnung

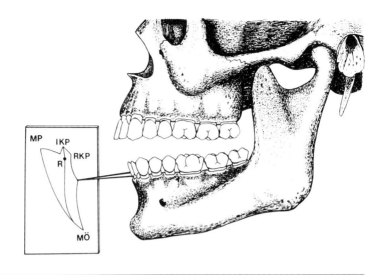

Abbildung 2-8:
Die räumliche Verlagerung
(V) des Unterkiefers ent-
sprechend den Rotations-
achsen a_1, a_2 und a_3 ergibt
eine räumliche Darstellung
der Posselt-Pyramide (PP)

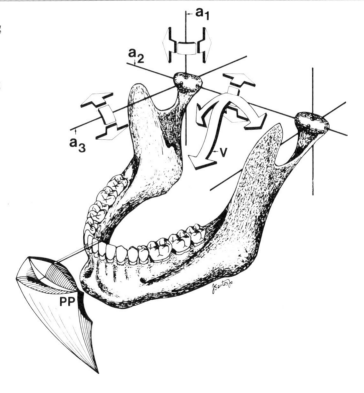

kuspidation, der Kopfbiß und die maximale Protrusion klar beobachtet werden.

Die detaillierte Beobachtung im Bereich der Zahnreihen eröffnet verschiedene Möglichkeiten: Entweder kann in zentrischer Position jeglicher Zahnkontakt fehlen oder sich ein erster Kontakt manifestieren bzw. ein Gleiten aus der zentrischen Relation in die habituelle Interkuspidation vorliegen. In diesem Fall befinden sich die Kondylen in ihrer höchsten (*uppermost*) und rückwärtigsten (*rearmost*), nicht seitenverschobenen Lage.

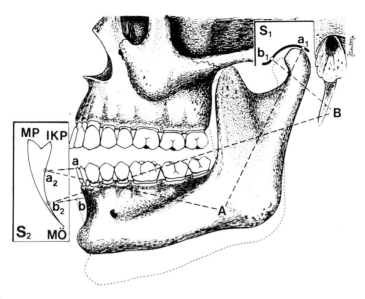

Abbildung 2-9:
Sagittales Diagramm der Rotationszentren. Beachte, daß sich während der Mundöffnungsbewegung die Rotationsachsen nicht innerhalb der Kondylen befinden; die Rotationszentren A und B zum Beispiel ergeben sich aus der Verlängerung der Radien der Punkte a_1 und a_2 und den Radien von b_1 und b_2. Diese Punkte befinden sich auf der Sagittalebene der kondylären (S_1)- bzw. inzisalen (S_2)-Aufzeichnung. Die Achsen entstehen durch die Verlagerung des Unterkiefers von a nach b.
IKP habituelle Interkuspidation; MÖ maximale Mundöffnung

Unter dieser Bedingung kann der Unterkiefer um einen Kreisausschnitt von bis zu 2,5 cm Schneidekantendistanz bewegt werden. Jeder Versuch, diesen Abstand zu vergrößern, führt zu einer zwangsweisen Vorschubbewegung der Kondylen entlang des vorderen Abhangs der Gelenkgrube. Die praktische Bedeutung dieses Phänomens liegt in der Tatsache, daß durch die stationäre Rotation der Kondylen eine klinisch reproduzierbare Scharnierachse festgelegt wird. Die Öffnung um eine Rotationsachse und die zugehörigen Zahnbeziehungen in Zentrik können am posterioren Teil des Possell-Diagramms abgelesen werden. Die Translation aus der Zentrik erzeugt eine gebogene Bahn, die in der maximalen Mundöffnung endet. Diese gebogene Bahn hat *keinen* stationären Drehpunkt und wird durch sich ständig ändernde Rotationszentren bedingt. Diese Achsen werden auch als „momentane Rotationsachsen" bezeichnet (Abb. 2-9).

Die Analyse der Zahnbeziehungen ergibt, daß der erste Zahnkontakt in retraler Kontaktposition stattfindet. Aus dieser findet

ein Gleiten in die habituelle Interkuspidation statt, wenn der Patient seine Muskeln anspannt. Aus dieser Kontaktposition kann der Unterkiefer so weit nach ventral bewegt werden, bis eine maximale Protrusion unter Zahnkontakt erreicht ist. Die geschwungene Bahn, die der Unterkiefer dabei beschreibt, repräsentiert den oberen Teil des Possell-Diagramms (Abb. 2-10).

Aus der maximalen Protrusion kann der Unterkiefer bis zur maximalen Mundöffnung gesenkt werden, wobei eine gekrümmte Bahn entsteht (Abb. 2-7). Aus der maximalen Öffnung kann der Unterkiefer bis zur Ruheschwebelage angehoben werden und von dort aus zurück in die retrale Kontaktposition gleiten (Abb. 2-7). Die äußeren Grenzen des Possell-Diagramms stellen die Grenzbewegungen des Unterkiefers dar. Innerhalb dieser Fläche kann der Unterkiefer eine Vielzahl von Positionen einnehmen, wobei die wichtigste die Ruheschwebelage darstellt.

Im Bereich des Kiefergelenks ist die Aufzeichnung der Unterkieferbewegung vom

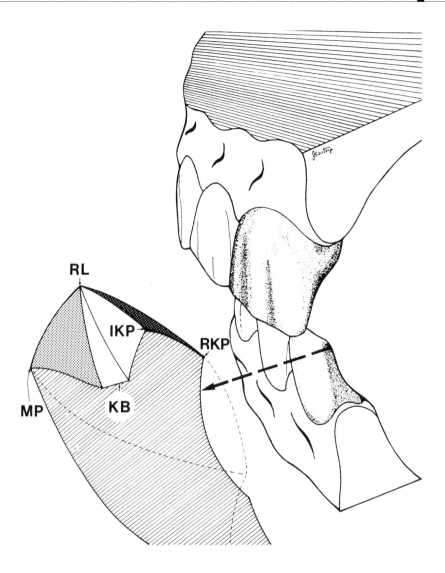

Abbildung 2-10:
Axialer Sagittalschnitt der anterioren Bewegung. Der obere Anteil der Pyramide repräsentiert die Zahn-zu-Zahn-Beziehung während mandibulärer Bewegungen.
MP maximale Protrusion; KB Kopfbiß; RL Rechtslateralposition; IKP habituelle Interkuspidation; RKP retrale Kontaktposition

bisher beschriebenen Posselt-Diagramm vollkommen verschieden. Diese Aufzeichnung läßt keinen Unterschied zwischen den unter Zahnkontakt geführten Bewegungen aus der Zentrik in die maximale Protrusion oder während freier Öffnungs- und Schließbewegung erkennen. Ihre Form entspricht einer in anterior-posteriorer Richtung ansteigenden Bahn (Abb. 2-9). In der Horizontalebene ergibt diese Kurve die Kondylenbahnneigung.

Die *exzentrischen* Bewegungen, die im Bereich der Kiefergelenke aufgezeichnet werden können, stellen individuelle Bahnen dar, die mit den oben beschriebenen nicht identisch sind. Die Bewegung auf der Balanceseite kann als gebogene Bahn in po-

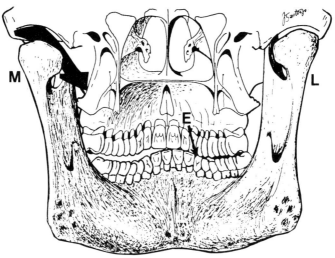

Abbildung 2-11:
Mediotrusionsbewegung (M) auf Grund einer Eckzahnführung (E).
M Mediotrusionsseite; L Laterotrusionsseite

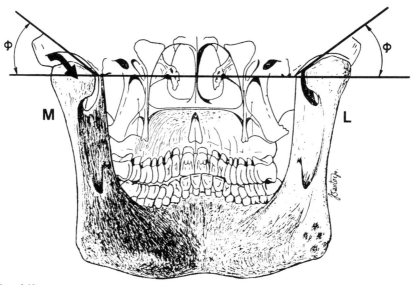

Abbildung 2-12:
Schematische Darstellung des Fischer-Winkels in bezug auf die Schädelbasis. Da die Abbildung eine distale Projektion der Bewegung in Beziehung zur Frontalebene darstellt und die Mediotrusionsbewegung (Pfeil) in einer anterior-medialen Richtung abläuft, stellt φ nicht den tatsächlichen Wert des Winkels dar. Man kann sich jedoch vorstellen, wie bei einigen volljustierbaren Artikulator die Kondylargehäuse angepaßt werden müßten.

Abbildung 2-13:
Wilson-Kurve (horizontale
Kompensationskurve)

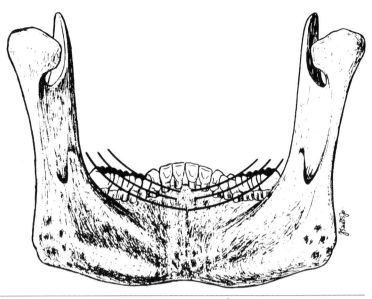

Abbildung 2-14:
Ähnlichkeit von Posselt-
Pyramide und Kieferge-
lenkköpfchen

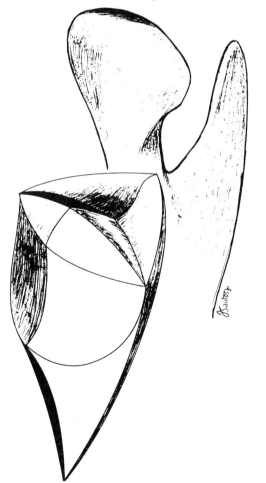

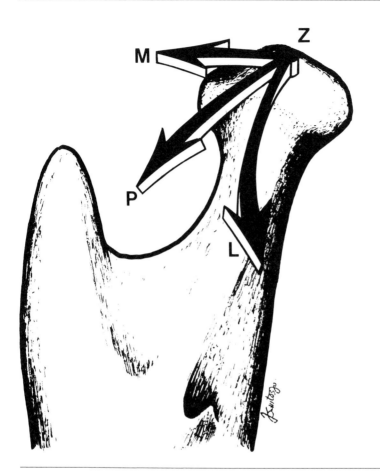

Abbildung 2-15:
Funktionelle Verlagerungen des rechten Kondylus.
Z Zentrik; M Mediotrusion; P Protrusion; L Laterotrusion

sterior-anteriorer Richtung registriert werden (Abb. 2-11). In der Horizontalebene beschreibt diese Bahn den Fischer-Winkel. Der Fischer-Winkel ist abhängig von der Beschaffenheit der Gelenkfläche, der Neigung der Seitenzähne bei Betrachtung von frontal (Wilson-Kurve) und der Zahnführung auf der Laterotrusionsseite (Abb. 2-12 und 2-13).

Alle Bewegungen, die in den drei Ebenen analysiert wurden, ergaben wertvolle Hinweise auf okklusale Determinanten und ihre Beeinflussung durch die Dynamik der Unterkieferbewegungen.

Faßt man alle Einzelinformationen zusammen, die man bei Registrierung in Höhe der Frontzähne erlangen kann, so ergibt sich ein charakteristischer dreidimensionaler Körper (Abb. 2-14).

Die Komplexität kondylärer Bewegung während Arbeits-, Protrusions- und Balance-bewegungen kann in Höhe des Gelenks mittels zweier senkrecht aufeinanderstehender Ebenen pantographisch aufgezeichnet werden. Die Bewegungen der Schreibstifte können in einem x,y-Koordinatensystem aufgezeichnet werden, wobei ein dreidimensionaler Körper errechnet und dargestellt werden kann (Abb. 2-16). Bei einer Bewegung des Kondylus entsprechend den oben genannten Richtungen (Laterotrusion, Protrusion und Mediotrusion) würden bei der Aufzeichnung, die gleiche Achse vorausgesetzt, verschiedene Körper entstehen (Abb. 2-17). Diese Tatsache zeigt, daß pantographische Aufzeichnungen für volljustierbare Artikulatoren technisch zwar möglich sind, aber selbst die hochentwickeltsten Instrumente sind nicht in der Lage, das Bewegungsspektrum des Kauorgans vollständig wiederzugeben.

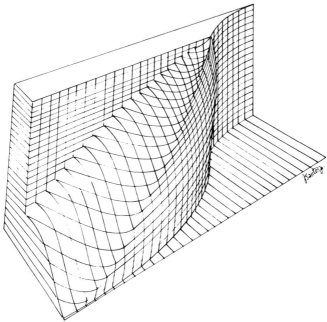

Abbildung 2-16:
Stereographische Aufzeichnung eines Körpers als Resultat einer Pantographie des rechten Kondylus

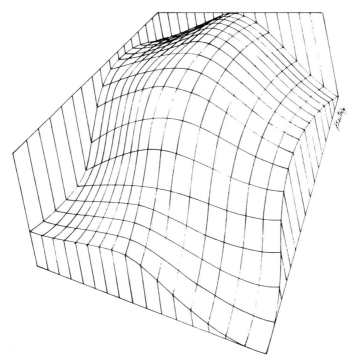

Abbildung 2-17:
Stereographische Aufzeichnung eines Körpers als Resultat einer Pantographie einer funktionellen Verlagerung des rechten Kondylus

3
Intermaxilläre Beziehungen

3.1
Kieferrelationen

Die Beziehung zwischen Oberkiefer und Unterkiefer kann unter zwei Aspekten analysiert werden. Der erste beinhaltet Zahn-zu-Zahn-Beziehungen während funktioneller Gleitbewegungen, der zweite bezieht sich auf Öffnungs- und Schließbewegungen des Unterkiefers.

Betrachtet man die Kontaktbeziehungen zwischen antagonistischen Zahnflächen genauer, so finden sich große Variationsmöglichkeiten. Unter didaktischen Gesichtspunkten können sie in retrale Kontaktposition, habituelle Interkuspidationsposition, Kopfbiß, maximale Protrusion, Laterotrusions-, Mediotrusions- und Lateroprotrusionskontakt unterteilt werden.

Um das Verständnis zu verbessern, kann man zwischen der statischen Okklusionsposition antagonistischer Kauflächen und ihren Veränderungen während der Kaubewegungen (Dynamik), auch bei Vorliegen parafunktioneller Kontakte, unterscheiden. Funktionelle Bewegungen finden in Zentrik, nahe der Zentrik oder in exzentrischen Positionen statt. An dieser Stelle soll auch die kontaktlose Stellung des Unterkiefers in Ruhe, die sog. Ruheschwebelage, als für die Unterkieferbewegung wichtig, hervorgehoben werden.

3.2
Zentrische Positionen

,,Zentrik'' vereinigt die Bandbreite der Unterkiefer-Zahnkontakte auf der Strecke zwischen retraler Kontaktposition (eigentliche Zentrik) und maximaler Interkuspidation. Diese beiden Positionen waren lange Zeit Gegenstand wissenschaftlicher Diskussionen aus klinischer und experimenteller Sicht. Da aus diesem Disput große Unstimmigkeiten erwachsen sind, haben sich die Wissenschaftler der verschiedenen Fachrichtungen be-

müht, zu einem Verständnis der klinischen Bedeutung beider Positionen zu kommen. Häufig wurde die retrale Kontaktposition (Zentrik) als Ausgangspunkt für okklusale Veränderungen, Einschleiftherapie und Totalrehabilitationen gewählt.

Im folgenden findet sich eine Analyse von retraler Kontaktposition (RKP) und habitueller Interkuspidationsposition (IKP).

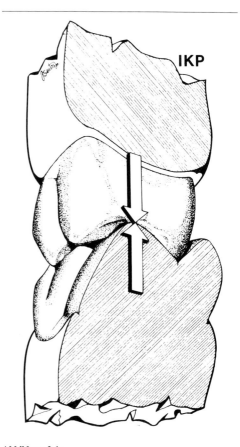

Abbildung 3-1:
Zahn-zu-Zahn-Beziehung zweier rechter Molaren in habitueller Interkuspidation (IKP)

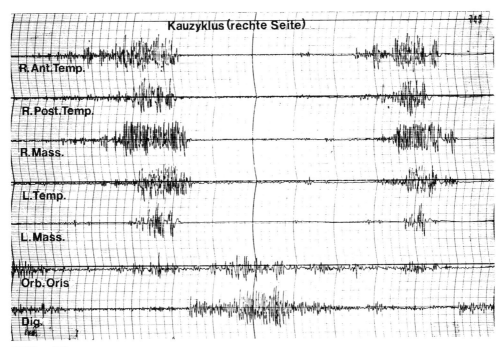

Abbildung 3-2:
Elektromyogramm eines rechtsseitigen Kauzyklus eines Erwachsenen.
R.Temp.Ant. rechter anteriorer Anteil des M. temporalis; R.Temp.Post. rechter posteriorer Anteil des M. temporalis;
R.Mass. rechter M. masseter; L.Temp. linker M. temporalis; L.Mass. linker M. masseter; Orb.Oris M. orbicularis oris;
Dig M. digastricus

3.2.1
Habituelle Interkuspidation

Die als „Zentralokklusion" bezeichnete Beziehung der Kiefer stimmt mit der maximalen Interkuspidation der Zähne überein (Abb. 3-1). Aus dieser Position wird der Kauzyklus eingeleitet. Diese Kontaktbeziehung wird während der Kindheit erlernt und erzeugt einen Reflexbogen, der dauerhaft in den höheren Gehirnzentren gespeichert ist und die Kaufunktion kontrolliert. Man nimmt an, daß diese Position den Punkt darstellt, an dem die meiste Muskelkraft aktiviert werden kann (Abb. 3-2). Jedoch zeigen elektromyographische Untersuchungen bei einigen Elevatoren eine sogenannte Innervationspause *(silent period)*, wenn gegen Ende des Kauzyklus die Interkuspidationsposition erreicht wird (Abb. 3-3). Ein ähnliches Phänomen tritt auf, wenn antagonistische Zähne grobe Vorkontakte aufweisen, da eine Innervationsstille vor dem Erreichen der Interkuspidationsposition eintritt. Eine in sich schlüssige Erklärung für diese Innervationspause gibt es noch nicht.

Physiologisch mag die habituelle Interkuspidation eine definierte Position darstellen; jedoch können klinische Veränderungen wie z.B. okklusale Störungen, muskuläre Symptome und Kiefergelenkveränderungen zu Stellungsabweichungen führen.

Deshalb erscheint die klinische Reproduzierbarkeit dieser Lage zweifelhaft. Es ist somit auch nicht ratsam, bei umfangreichen Rehabilitationen die habituelle Interkuspidation als Referenz zum Einartikulieren zu benutzen. Die habituelle Interkuspidationsposition steht in enger Beziehung zur sagittalen Kompensationskurve (Spee-Kurve), da beide die vertikale Dimension der Okklusion in Beziehung zur Okklusionsebene definieren (Abb. 3-4). Während einer Rekonstruktion ist es nicht möglich, die Länge der klinischen Krone, die durch die o.g. Determinanten, insbesondere die Spee-Kurve, festgelegt wird, beliebig zu erhöhen. Die Grenze der

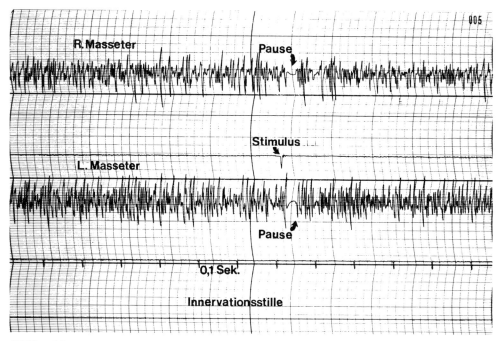

Abbildung 3-3:
Elektromyogramm einer Innervationspause

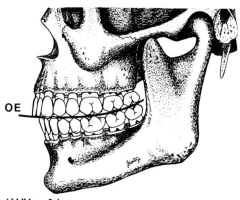

Abbildung 3-4:
Seitansicht der Okklusionsebene (OE)

vertikalen Dimension liegt im Ruheschwebe-
bereich, in den ein Eingriff nicht erlaubt
scheint.

In habitueller Interkuspidation sollten
die Kondylen keinerlei Druck auf den Gelenkflächen erzeugen. Da sie eine funktionelle Position darstellt, werden die Kaubewegungen immer im Bereich der zentrischen
Kontakte enden.

3.2.2
Retrale Kontaktposition
Bei korrekter Führung kann der Unterkiefer
in eine terminale Scharnierachsenposition gebracht werden, in der sich die Kondylen in
höchsten, rückwärtigsten, nicht seitenverschobenen Positionen befinden. Theoretisch
kann sich der Unterkiefer in dieser Position
um eine Scharnierachse drehen, die durch
beide Kondylen verläuft (Abb. 3-5).

Klinisch gesehen ist diese Achse sehr
nützlich, da sie jederzeit reproduzierbar ist.
Dieser Aspekt ist deshalb so bedeutsam, da
in den vielen Fällen, in denen umfangreiche
okklusale Rekonstruktionen notwendig sind,
die Modelle des Patienten achsengerecht im

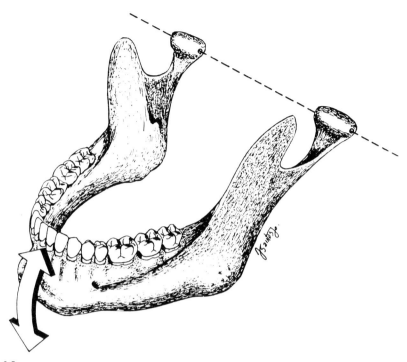

Abbildung 3-5:
Mandibuläre transversale Rotationsachse

Artikulator montiert werden können, um die Kauflächen wiederherzustellen. Man glaubt, daß eine Orientierung der auf diese Weise neugeschaffenen Kauflächen in terminaler Scharnierachsenposition eine bessere Anpassung an die Kaufunktion mit sich bringt, weil diese Position sich mehr an der Scharnierachse und der Ruheschwebelage orientiert. Einige Wissenschaftler sind überdies der Meinung, daß bei einer notwendigen Erhöhung der Vertikaldimension die terminale Scharnierachsenposition für das Erreichen dieses Zieles die geeignetere Position darstellt. Man sollte jedoch stets beachten, daß jede Veränderung der Vertikaldimension mit Zurückhaltung vorgenommen werden sollte, da sie ausgeprägt von der Okklusionsebene, der Spee-Kurve, der Kondylenbahnneigung und der Ruheschwebe abhängt.

Es hat sich gezeigt, daß nach einer Rekonstruktion der Bezahnung in terminaler Scharnierachsenposition diese Position beim Kauen kaum eingenommen wird. Das propriozeptive Muster zwingt den Patienten, die habituelle Interkuspidationsposition wieder-einzunehmen. Daher sind nach umfangreichen Rehabilitationsmaßnahmen, sofern sie in terminaler Scharnierachsenposition angefertigt wurden, weitere okklusale Einschleifmaßnahmen erforderlich, um die habituelle Interkuspidation problemlos einnehmen zu können. Obwohl der Patient die terminale Scharnierachsenposition während des Kauens nicht einnimmt, stützt er während des Schluckaktes die Kondylen in dieser Stellung ab.

Ein weiterer wichtiger klinischer Faktor, der die Notwendigkeit einer terminalen Scharnierachsenposition unterstreicht, ist der Bruxismus. Man konnte belegen, daß Vorkontakte in terminaler Scharnierachsenposition während Streßsituationen (*distress*) ein Auslöser für Bruxismus sein können. Es ist somit leicht zu verstehen, wie wichtig es ist, Vorkontakte auf Rehabilitationen zu vermeiden.

Auch wenn der Unterkiefer von einem Geübten in die terminale Scharnierachsenposition geführt wird, muß gewährleistet sein, daß der Abstand zwischen den Schneidekan-

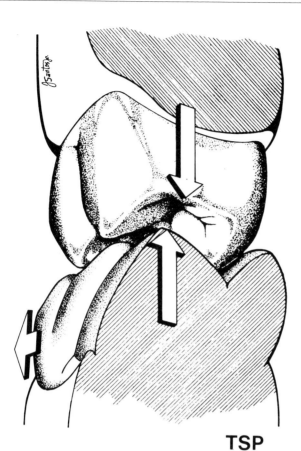

Abbildung 3-6:
Zahn-zu-Zahn-Beziehung
antagonistischer rechter
Molaren in terminaler
Scharnierachsenposition
(TSP)

TSP

ten der Ober- und Unterkieferzähne nicht mehr als 2,5 cm beträgt. Jeder Versuch, über diesen Abstand hinaus zu öffnen, führt zu einer Dehnung der Bänder des Kiefergelenks, was unweigerlich zu einer Translationsbewegung führt. Diese Tatsache ist ebenfalls für die Dicke intraoraler Wachsregistrate von großer Bedeutung.

Die Okklusion in terminaler Scharnierachsenposition fällt manchmal mit der habituellen Interkuspidation zusammen; bei der Beurteilung dieser Situation ist jedoch Vorsicht geboten. Bei bestimmten okklusalen Störungen, insbesondere solchen, die durch das neuromuskuläre System verursacht werden, ist es schwierig – wenn nicht gar unmöglich –, diese Position zu bestimmen. In derartigen Fällen muß eine nach funktionstherapeutischen Gesichtspunkten konzipierte Aufbißschiene zur Entspannung der Kaumuskulatur eingesetzt werden.

Zahnkontakte in retraler Kontaktposition finden nur auf den Höckerabhängen der Antagonisten statt (Abb. 3-6 und 3-7). Dabei handelt es sich jedoch nicht um eine stabile Position. Forciertes Zusammenbeißen führt stets zu einem Gleiten in posterior-anteriorer Richtung in die habituelle Interkuspidation hinein (Abb. 3-8). Bruxismus verstärkt dieses Problem. Da Knirschen und Pressen in der Mehrzahl der Fälle unbewußt geschehen, entwickelt sich jeder Störfaktor auf den Zahnreihen zu einem Dauerproblem.

Auch während des Schlafes schluckt der Mensch und stellt seinen Unterkiefer dabei in die retrale Kontaktposition ein. Dies geschieht fast 700mal während einer Schlafperiode. Wird der Unterkiefer dabei in retrale Kontaktposition gebracht, führt die Muskelspannung zu einer Aktivierung der mittleren und hinteren Faseranteile des M. temporalis, um die Kondylen in ihre höchste, rückwärtigste und nicht seitenverschobene Lage zu

Abbildung 3-7:
Lateralverschiebung zwischen antagonistischen Molaren in
terminaler Scharnierachsenposition

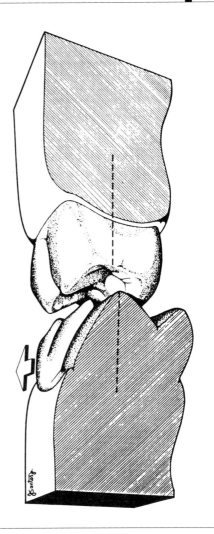

positionieren. Zusätzlich werden die Mm. di-
gastrici aktiviert, um den Unterkiefer zu stabilisieren.

Neben dem Bruxismus gibt es noch weitere klinische Symptome, die mit okklusalen
Störungen in Zusammenhang gebracht werden. Hierzu zählen u. a. Trismus, Gelenk-
knacken, Schwindel, myofaziale Schmerzen,
Zahnschmerzen, Knochenabbau, Arthritis
und typische Abrasionsmuster der Zähne.

3.3
Exzentrische Positionen (Abb 3-9)

Neben den funktionellen zentrischen Positionen der Mandibula gibt es noch weitere typische okklusale Kontakte.

3.3.1
Laterotrusion (Abb. 3-10 und 3-11)
Bei einer Seitwärtsbewegung des Unterkiefers zu einer Seite scheint sich der Kondylus
der gleichen Seite in seiner Gelenkpfanne zu
drehen. Aus morphologischen Gründen ist es
dem Kondylus nicht möglich, im Gelenk zu
rotieren. Die tatsächliche Bewegung erfolgt
eher in Form einer geringen Auswärtsbewegung, wobei der Unterkiefer von der Kaumuskulatur so eingestellt wird, daß die Late-

Abbildung 3-8:
Maximale Interkuspidation

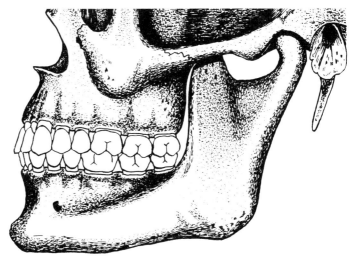

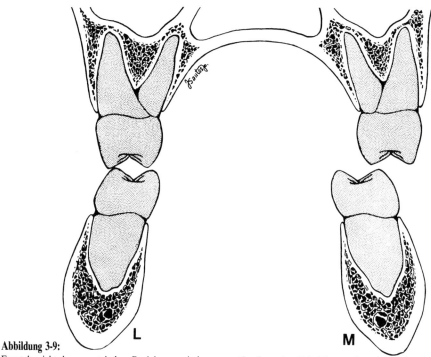

Abbildung 3-9:
Frontalansicht der exzentrischen Beziehung zwischen gegenüberliegenden Zahnbögen während funktioneller Bewegungen des Unterkiefers. Die Abbildung zeigt eine Rechtslateralbewegung in Höhe der Molaren.
L Laterotrusionsseite; M Mediotrusionsseite

rotrusionsposition erreicht wird (Abb. 3-12). An den Zähnen kann man dabei eine Vielzahl funktioneller Gleitbeziehungen erkennen (Abb. 3-13). Die sogenannte Gruppenführung wird dadurch charakterisiert, daß Höckerabhänge vieler Antagonisten während exzentrischer Bewegungen in Kontakt stehen (Abb. 3-14). Die Eckzahnführung stellt hingegen eine Okklusionsform dar, bei der auf der Laterotrusionsseite nur die Eckzähne Kontakt haben, während die Seitenzähne diskludieren (Abb. 3-15 und 3-16). Zusätzlich kann man noch eine Zwischenform finden, bei der nur Teile der Seitenzähne auf der Laterotrusionsseite in Kontakt kommen.

Es ist wichtig zu wissen, daß zu ausgeprägte Kontakte auf der Laterotrusionsseite vermieden werden sollten, weil es sonst vermehrt zu Horizontalschüben auf die Zähne kommt. Da das Parodontium jedoch überwiegend auf eine axiale Belastung ausgelegt ist, erscheint es klinisch sinnvoller, die Eckzahnführung zu bevorzugen (Abb. 3-17).

3.3.2
Mediotrusion (Abb. 3-10 und 3-18)
Es ist charakteristisch für die Kondylenbewegung, daß bei natürlicher Bezahnung Mediotrusionskontakte fehlen oder nur schwach ausgeprägt sind. Jeder Versuch, im Rahmen okklusaler Rekonstruktionen Mediotrusionskontakte zu erzeugen, birgt die Gefahr in sich, horizontale Schübe auf das Parodontium zu übertragen. Einschleifmaßnahmen, bei denen versucht wird, eine vollbalancierte Okklusion herzustellen, führen stets zu ausgeprägtem Knirschen und letztlich zur Verstümmelung der natürlichen Bezahnung.

Okklusale Kontakte auf der Mediotrusionsseite stellen dann Interferenzen dar, wenn sie ein Gleiten des Unterkiefers zur Laterotrusionsseite verhindern. Gelegentlich sind diese Kontakte so ausgeprägt, daß der Unterkiefer so weit abgelenkt wird, daß kein Kontakt auf der Arbeitsseite zustande kommt (Abb. 3-19). Mediotrusionskontakte führen potentiell zu erhöhter Zahnbeweglich-

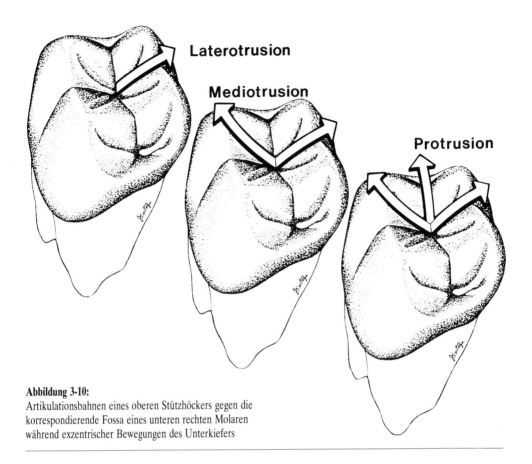

Abbildung 3-10:
Artikulationsbahnen eines oberen Stützhöckers gegen die korrespondierende Fossa eines unteren rechten Molaren während exzentrischer Bewegungen des Unterkiefers

keit auf der korrespondierenden Seite des Zahnbogens.

3.3.3
Lateroprotrusion
Bei okklusalen Rekonstruktionen wird als wichtigste Determinante die Höckerhöhe durch die Lateroprotrusion festgelegt. Diese Bewegung manifestiert sich auf der Laterotrusionsseite. Wenn eine Okklusalanalyse in Betracht gezogen wird, kann man zur Orientierung die horizontale Kompensationskurve und die Kronenlänge der Zähne heranziehen. Je nach Okklusionstyp stehen die bukkalen Höcker antagonistischer Zähne in Kontakt oder nicht. Bei natürlicher Bezahnung sollte ein Kontakt – wenn überhaupt vorhanden – sehr schwach sein. Diese Position wird von den Zahnärzten eher bei der Diagnose im Rahmen restaurativer Maßnahmen benutzt als von Patienten während der normalen Kaufunktion eingenommen. Ist

dies jedoch der Fall, wie z. B. bei Bruxismus oder okklusalen Habits, so werden in der Regel erhebliche Kräfte aufgewandt, um Zahnkontakte, insbesondere im Bereich der Eck- und Frontzähne, zu erzielen. Hierbei werden nicht selten extreme Unterkieferpositionen beobachtet.

3.3.4
Kopfbiß
Aus der terminalen Scharnierachsenposition heraus kann der Unterkiefer so weit protrudiert werden, daß eine Kopfbißstellung der Schneidezähne erzielt wird (Abb. 3-20). Diese Stellung führt normalerweise zu einem Klaffen der Seitenzähne (Christensen-Phänomen); dies ist auf die Kondylenbahnneigung und die Frontzahnführung zurückzuführen. Im gesunden Gebiß besteht bei dieser exzentrischen Bewegung kein Zahnkontakt im Seitenzahnbereich, ist auch nicht erwünscht, da dies zu horizontalen Schubkräften

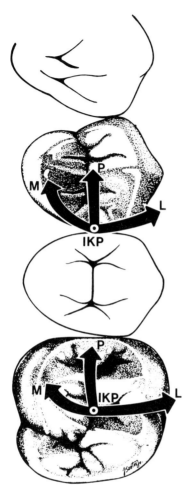

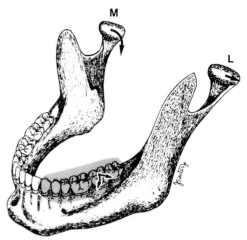

Abbildung 3-12:
Die schraffierte Fläche stellt, ausgehend von einer Lateral- und Medialverlagerung des Mediotrusionskondylus (M) der anderen Seite, den Bereich des funktionellen Einflusses der Laterotrusionsseite dar

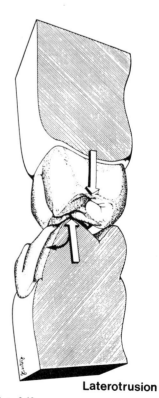

Laterotrusion

Abbildung 3-13:
Zahn-zu-Zahn-Beziehung zwischen rechten ersten Molaren während der Laterotrusion

Abbildung 3-11:
Aufzeichnung exzentrischer Bewegungen in Höhe eines rechten Prämolaren.
IKP habituelle Interkuspidation; M Mediotrusion; L Laterotrusion; P Protrusion

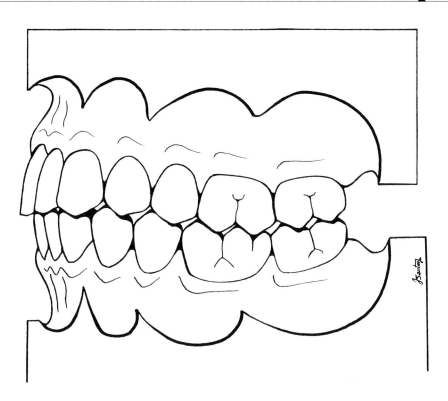

Abbildung 3-14:
Gruppenführung auf der Laterotrusionsseite

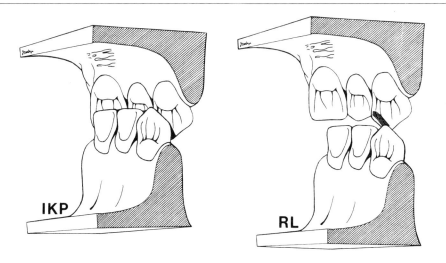

Abbildung 3-15:
Eckzahnführung (von oral gesehen). Die Bewegung erfolgt aus der habituellen Interkuspidation (IKP) nach rechts lateral (RL)

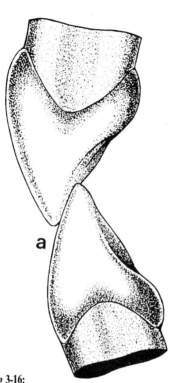
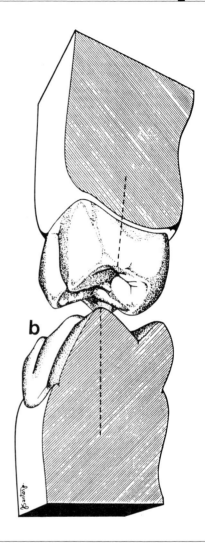

Abbildung 3-16:
Okklusion bei Eckzahnführung.
a) Kontaktbeziehungen antagonistischer Eckzähne während Lateralbewegungen
b) Laterotrusion auf der gleichen Seite ohne Seitenzahnkontakt

während des Kauaktes führen kann (Abb. 3-21).

Einige Menschen benutzen diese Position, um damit ihre Nahrung abzubeißen; in der Regel wird in dieser Position jedoch nicht gekaut. Eine funktionelle Übereinstimmung zwischen Frontzahnführung und Seitenzähnen ist notwendig; leider ist dies im natürlichen Gebiß nicht immer der Fall. Bei einigen Patienten wird eine starke Neigung beobachtet, ihr Okklusionsfeld auszudehnen. Hieraus können sich Fehlfunktionen entwickeln. Dies kann z.B. auf ein Fehlen ausreichender zentrischer Stops auf den Frontzähnen oder sogar auf eine mangelhafte Frontzahnführung hinweisen, die durch prothetische oder kieferorthopädische Maßnahmen korrigiert werden kann.

3.3.5
Maximale Protrusion
Hierbei handelt es sich um eine exzentrische Position, die von Patienten mit normaler Okklusion ohne Schwierigkeiten eingenommen werden kann. Am Ende der Bewegung besteht ein umgekehrter Überbiß. Diese Position wird normalerweise nicht während des Kauzyklus benutzt. Sie gibt aber dem Zahnarzt Auskunft darüber, inwieweit der Patient in der Lage ist, den Unterkiefer beschwerdefrei maximal zu protrudieren (Abb. 3-10 und 3-22).

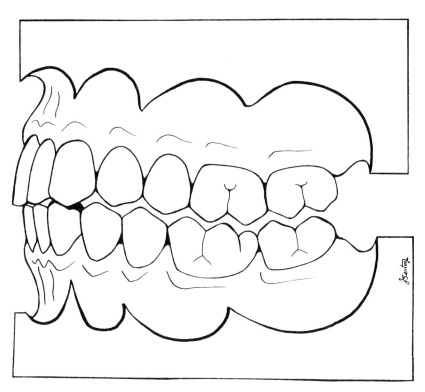

Abbildung 3-17:
Eckzahnführung auf der Laterotrusionsseite

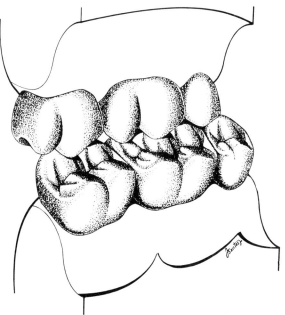

Abbildung 3-18:
Lingualansicht einer Mediotrusion zwischen antagonistischen Seitenzähnen im linken Zahnbogen

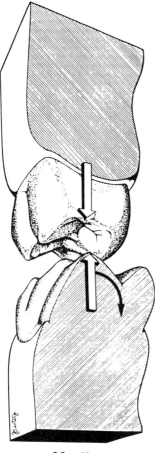

Mediotrusion

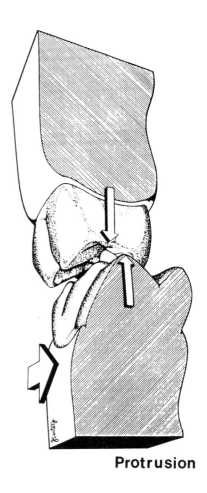

Protrusion

Abbildung 3-19:
Mediotrusionsbewegung: Zahn-zu-Zahn-Beziehung antagonistischer Molaren

Abbildung 3-20:
Protrusionsbewegung in Höhe antagonistischer Molaren im rechten Zahnbogen

3.4
Ruheschwebebereich

Die Ruheschwebe hat in der Zahnmedizin zu verschiedenen Konzepten und erheblichen Kontroversen geführt. Trotz wissenschaftlicher Fortschritte auf dem Gebiet der Elektromyographie, Radiologie, Tomographie, Kinesiologie usw. wurden bisher nur wenige Lösungsvorschläge zur korrekten Bestimmung gemacht.

Berücksichtigt man die neuromuskuläre Aktivität des Kauapparates, so kann man diese Position besser als ,,unbewußte Abstandhaltung'' (*postural position*) bezeich-

nen. Diese Lage kann man am besten als Gleichgewichtszustand mit niedriger Aktivität der Elevatoren und Depressoren definieren.

Man nimmt an, daß die Muskelfasern bei Abstandhaltung des Unterkiefers ihre optimale Länge besitzen. Gleichzeitig sind sie auf ihrer niedrigsten Erregungsschwelle, aus der sofort eine Elevation bzw. Depression eingeleitet werden kann. Aus dieser *Bereitschaftsstellung* heraus können die Muskeln das größte Kraftpotential erzeugen. Diese Tatsache unterstreicht die Forderung nach der Unverletzlichkeit der Ruheschwebe. Eine Änderung erscheint in der Regel nicht

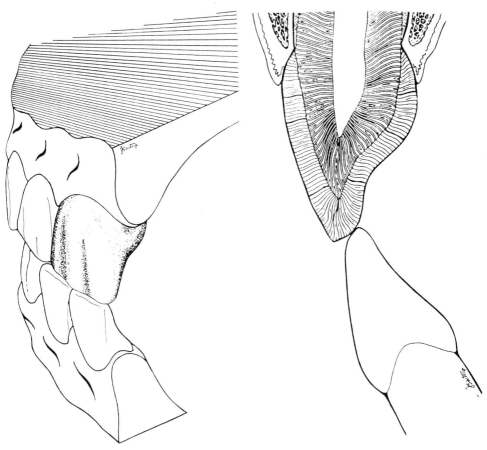

Abbildung 3-21:
Zahn-zu-Zahn-Beziehung der Frontzähne im Kopfbiß

Abbildung 3-22:
Kopfbißstellung der mittleren Schneidezähne

statthaft; die Abstandshaltung sollte erhalten bleiben.* In Anlehnung an die meisten Wissenschaftler beträgt der Interokklusalabstand zwischen 1 und 3 mm. Er darf durch Rehabilitationsmaßnahmen weder erhöht noch erniedrigt werden. Dies würde zwangsläufig zu einer Supra- bzw. Infraokklusion führen.

---

* Diese Anschauung erscheint auf Grund der neueren Literatur überholt (Anmerkung des Übersetzers).

4
Bestimmungsmerkmale der Okklusion

Die Bestimmungsmerkmale der Okklusion der Erwachsenenbezahnung können in vorgegebene und beeinflußbare Parameter unterteilt werden.

Bei der Planung okklusaler Rehabilitationen sollte man immer als Ziel das artikuläre Gleichgewicht mehrerer oder einzelner Zahngruppen vor Augen haben, wobei es immer möglich ist, einige Komponenten des stomatognathen Systems zu verändern. Die in der zahnärztlichen Praxis erreichbaren Veränderungen liegen in der Regel im Bereich der Zähne.

Wenn man von den vorgegebenen Determinanten der Okklusion spricht, so meint man damit:
- Neigung und Krümmung der Kondylenbahn (Abb. 4-1)
- Interkondylarabstand
- terminale Scharnierachsenposition
- Lateralbewegungen des Unterkiefers (für die Bestimmung des Bennett-Winkels)
- Bennett- oder Seitbewegung des Unterkiefers
- habituelle Interkuspidation
- Ruheschwebelage

Analysiert man die beeinflußbaren Okklusions-Determinanten, so meint man damit folgende Komponenten (Abb. 4-1):
- Frontzahnführung
- Okklusionsebene
- Horizontale Kompensationskurve (sog. Spee-Kurve)
- Transversale Kompensationskurve (Wilson-Kurve)
- Höcker-Höhe
- Horizontaler und vertikaler Überbiß

4.1
Die vorgegebenen Determinanten der Okklusion

Mit dem in Abb. 4-2 vorgestellten Pantographen ist es möglich, Aufzeichnungen im Bereich des Kiefergelenks und der Frontzähne anschaulich zu machen. In der Zeichnung sind die Unterkieferbahnen ohne okklusale Kontakte aufgezeichnet worden. Nur die Muskelmotorik (in der Abb. nicht gezeigt) ermöglicht den knöchernen Teilen die Bewegung. In jeder Ebene können die verschiedenen Aufzeichnungsspuren registriert werden. Obwohl der Pantograph eher für die Einstellung eines Artikulators und zur Diagnostik eingesetzt wird, dient er im folgenden dazu, den Einfluß verschiedener Unterkieferpositionen auf die okklusale Morphologie zu demonstrieren.

Auf der *anterioren Schreibplatte* wird der ,,Gotische Bogen'' aufgezeichnet (Abb. 4-2). Hier können terminale Scharnierachsenposition, Protrusionsbewegung sowie Rechts- und Linkslateralbewegungen dargestellt werden. Auf der *posterioren Schreibplatte* (Abb. 4-2) können terminale Scharnierachsenposition, protrusive Verlagerung des Unterkiefer sowie die Latero- und Mediotrusionsbahnen gezeichnet werden. Die Mediotrusionsbahn (hier eine Rechtslateralbewegung) wird durch eine gebogene Bahn aus der terminalen Scharnierachsenposition dargestellt. Diese Bewegung kann in zwei Komponenten zerlegt werden. Der erste Teil, ,,immediate-side-shift'' genannt, wird als Bennett-shift bezeichnet. Der zweite Abschnitt wird als ,,progressive-side-shift'' bezeichnet. Die Laterotrusionsbewegung (hier eine Linkslateralbewegung) verläuft von der terminalen Scharnierachsenposition ausgehend genau entgegengesetzt. Auf der *posterioren Schreibplatte* (Abb. 4-2) kann man die gebogene Protrusionsbahn aus der terminalen Scharnierachsenposition heraus erkennen, außerdem die Mediotrusionsbewegung (sie bestimmt die Größe des Fischer-Winkels) und die kleine Arbeitsspur.

Der praktische Nutzen dieser Aufzeichnungen liegt – wie gesagt – in der Justage einiger Artikulatoren. Jedoch werden im folgenden die morphologischen Besonderheiten dieser Aufzeichnungen dazu benutzt, rele-

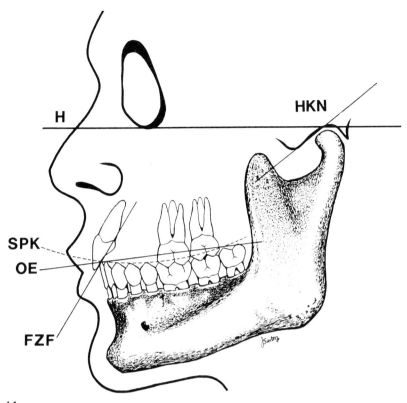

Abbildung 4-1:
Vorgegebene und beeinflußbare Determinanten der Okklusion.
H Horizontalebene; HKN Horizontale Kondylenbahnneigung; SPK Spee-Kompensationskurve; OE Okklusionsebene; FZF Frontzahnführung

Abbildung 4-2:
Schematische Pantographie.
a anteriore horizontale Ebene; b posteriore horizontale Ebene; c posteriore sagittale Ebene

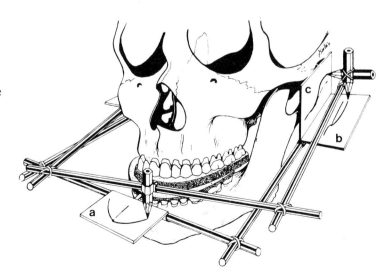

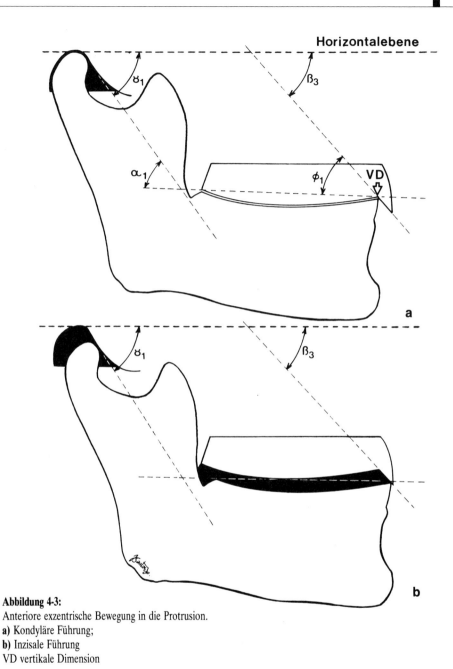

Abbildung 4-3:
Anteriore exzentrische Bewegung in die Protrusion.
a) Kondyläre Führung;
b) Inzisale Führung
VD vertikale Dimension

vante Aspekte für die Bestimmung okklusaler Muster aufzuzeigen.

4.1.1
Neigung und Krümmung der Kondylenbahn
Zunächst soll die horizontale Kondylenbahnneigung besprochen werden. Aus sagittaler Sicht erscheint sie deutlich gekrümmt (Abb. 4-1). Diese Krümmung hat bei funktionellen Bewegungen erheblichen Einfluß auf okklusale Kontakte während des Gleitens aus der retralen Kontaktposition in die habituelle Interkuspidation: das gleiche gilt für exzentrische Bewegungen. Die Neigung der Kondy-

Abbildung 4-4:
Christensen-Phänomen

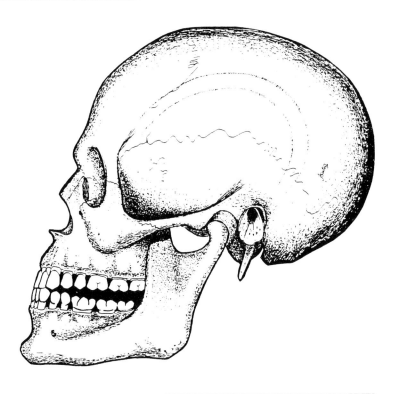

lenbahn hat einen ähnlichen Einfluß wie ihre Krümmung. Der Einfluß dieser Faktoren wird bei extremen Bewegungen, insbesondere im Molarenbereich, deutlich. Für Patienten mit Gruppenführung ist dies von großer Bedeutung. Da die Kondylenbahnneigung von Patient zu Patient variiert, ist die korrekte Registrierung wichtig, vor allen Dingen dann, wenn justierbare Artikulatoren verwendet werden. Bei Patienten mit einer steilen Kondylenbahn führen okklusale Rehabilitationen im Seitenzahnbereich zu hohen, spitzen Höckern (Abb. 4-3). Gleichzeitig werden die Frontzähne mit flachen, palatinalen Konkavitäten rekonstruiert.

In diesem Zusammenspiel morpho-funktioneller Einflüsse ist es notwendig, auf die Krümmung der Gelenkpfanne (Fossa articularis) einzugehen. Die Kondylen können sich im Rahmen der durch den Diskus bedingten Limitation frei bewegen. Die Bewegung des Mediotrusionskondylus hat einen großen Einfluß auf die Morphologie der Okklusalfläche der kontralateralen Arbeitsseite. Je flacher die Gelenkpfanne ist, desto kleiner ist der Fischer-Winkel. Entsprechend kann sich

der Laterotrusionskondylus gemäß seiner Gelenkanatomie nach lateral bewegen. Dabei bewegt er sich entweder synchron aufwärts und auswärts oder lateralwärts, nach unten und außen. Bewegt sich z. B. der Arbeitskondylus nach unten und außen, so werden die Höcker derselben Seite entsprechend höher rekonstruiert werden müssen, als wenn der Arbeitskondylus sich nur zur Seite bewegen würde. Entsprechend muß die palatinale Fläche der Frontzähne konkaver gestaltet werden, wenn sich der Arbeitskondylus nach oben und innen bewegt.

Abschließend müssen wir noch die *Tiefe der Fossa articularis* betrachten. Einige Menschen haben eine sehr tiefe Gelenkpfanne; dies hat eine besonders steile Kondylenbahn zur Folge. In diesem Fall diskludieren die Seitenzähne bei protrusiven Bewegungen (Christensen-Phänomen). Folglich führt eine sehr flache Gelenkgrube zu Seitenzahnkontakten bei Protrusion. Dies erschwert ein korrektes Aufwachsen der Höckerhöhe bei okklusalen Rekonstruktionen sehr (Abb. 4-4).

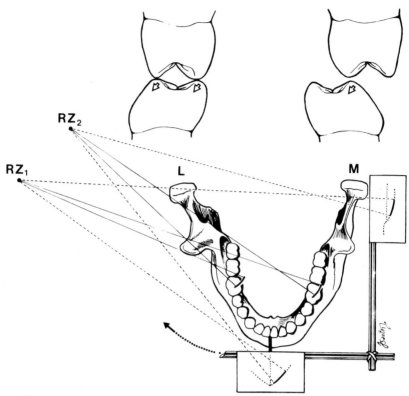

Abbildung 4-5:
Aufsicht pantographisch erzeugter Spuren zweier Bewegungsintervalle während einer Rechtslateralbewegung. Die pantographischen Bahnen und okklusalen Feinheiten werden innerhalb zweier Rotationszentren (RZ_1 und RZ_2) wiedergegeben.

4.1.2
Interkondylarabstand

Bei der Gestaltung der Okklusalflächen wird die Richtung und die Position der Fissuren und Höckerabhänge auch durch den Interkondylarabstand beeinflußt. Je größer der Interkondylarabstand ist, desto mehr werden Fissuren und Höckerabhänge im Unterkiefer nach distal und im Oberkiefer nach mesial verschoben. Auf der Mediotrusionsseite ist dies genau entgegengesetzt. Dies muß sehr wohl beachtet werden, um bei umfangreichen Sanierungen flächige Kontakte auf der Mediotrusionsseite zu vermeiden.

Bei den Frontzähnen sollten die lingualen Fossae um so konkaver gestaltet werden, je größer der Interkondylarabstand ist.

4.1.3
Scharnierachse und terminale Scharnierachsenposition

Anhand eines Pantogramms läßt sich analysieren, daß die *horizontale Rotationsachse des Unterkiefers* eine begrenzte Rotation der Mandibula ermöglicht. Ist diese Achse einmal richtig lokalisiert, so kann man damit die *terminale Scharnierachsenposition* bestimmen. Auf den Schreibplatten (Abb. 4-2) werden die Punkte, die in Beziehung zur o. g. Position stehen, aufgezeichnet. Dabei muß man berücksichtigen, daß eine ideale Rotationsachse keine Translationsbewegung der Kondylen ermöglicht. D. h., wenn der Unterkiefer eine Tendenz zur Translation *und* Rotation zeigt, handelt es sich nicht mehr um die reine Scharnierachse. Auch dabei entsteht eine beobachtbare funktionelle Achse, sie ist jedoch nicht identisch mit der

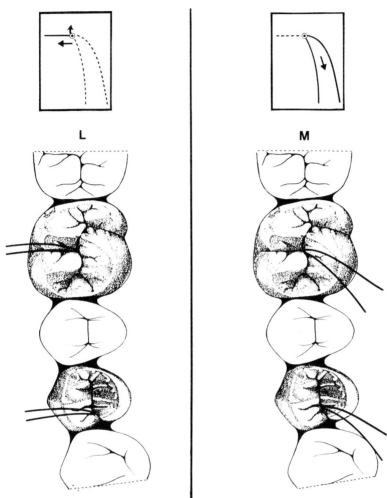

Abbildung 4-6:
Seitwärtsversatz des Unterkiefers. Einfluß der *immediate* und der *progressive side shift* auf Lage und Richtung der okklusalen Abhänge und Fissuren. Obwohl diese okklusalen Details von den verschiedenen augenblicklichen Rotationszentren abhängig sind, kann eine Bewegung in der Horizontalen aufgezeichnet werden.

oben beschriebenen terminalen Scharnierachse. Obwohl für orale Rehabilitationen in der Hauptsache die horizontale Achse herangezogen wird, sollte man auch die vertikalen und sagittalen Achsen als Komponenten der exzentrischen Bewegung des Unterkiefers berücksichtigen (Abb. 4-5). Man beachte dabei, daß diese Achsen immer in der Nähe des Laterotrusionskondylus lokalisiert sind.

Die terminale Scharnierachsenposition ist bei Wiederherstellungsmaßnahmen Ausgangspunkt für die korrekten Beziehungen der Kauflächen. Kann sie nicht einwandfrei

bestimmt werden, so ist es schwierig, okklusale Harmonie zu erzielen. Obwohl bei umfangreichen Rekonstruktionen die Kauflächen in Anlehnung an die terminale Scharnierachsenposition wiederhergestellt werden, müssen auch die anderen exzentrischen Positionen, die der Unterkiefer einnehmen kann, in die Planung sorgfältig mit einbezogen werden. Die meisten Autoren nehmen das Einartikulieren von Modellen in den Artikulator in terminaler Scharnierachsenposition als Ausgangspunkt jeglicher Unterkieferbewegung. Selbst bei umfangreichen Verlusten interokklusaler Beziehungen wird die terminale Scharnierachsenposition in Verbindung mit der Rekonstruktion der *Vertikaldimension* als Ausgangspunkt für die Gestaltung der Kauflächen gewählt.

4.1.4
Bennett-Bewegung

In Abb. 4-2 kann man auf der linken Schreibplatte die Spur der Bennett-Bewegung erkennen. Bisher ging man davon aus, daß diese Bewegung wesentlich von der Anatomie der Gelenkfläche bestimmt wird; seit neuestem glaubt man zu wissen, daß auch elastische Deformationen des Unterkiefers während funktioneller Bewegungen eine Rolle spielen.

Die Mediotrusionsbewegung bestimmt wesentlich den Beginn der Zahnbeziehungen auf der gegenüberliegenden Arbeitsseite. Deshalb ist während des Aufwachsens darauf zu achten, überhöhte Laterotrusionsabhänge zu vermeiden. Dadurch kann eine gesteigerte funktionelle Belastung auf Grund der Horizontalkräfte ausgelöst werden.

Auf der Mediotrusionsseite hat die Bennett-Bewegung erheblichen Einfluß auf Hök-

kerhöhe und -lage. Je ausgeprägter der körperliche Seitversatz des Unterkiefers ausfällt, um so wichtiger ist das Einhalten einer korrekten Höckerhöhe. Auf der Mediotrusionsseite besteht die Tendenz zu vermehrten Kontakten auf den Kauhöckern.

Je ausgeprägter die Bennett-Bewegung auf der Arbeitsseite ausfällt, desto mehr sind im Oberkiefer die bukkalen Fissuren und die distalen Abhänge der mesiobukkalen Höcker nach mesial verschoben. Entsprechend sind im Unterkiefer die lingualen Fissuren und die distalen Abhänge der mesiolingualen Höcker nach distal verschoben. Auf der Mediotrusionsseite ist ein Überschuß an Konvexität auf den mesialen Abhängen der unteren und oberen Stützhöcker zu beseitigen (Abb. 4-6).

Leider ist mit vielen Artikulatoren die Bennett-Bewegung nicht nachvollziehbar. Deshalb muß häufig ein großer Teil des Einschleifens im Munde des Patienten stattfinden.

Bei den oberen Frontzähnen müssen die Palatinalflächen um so konkaver gestaltet werden, je ausgeprägter sich die Bennett-Bewegung manifestiert.

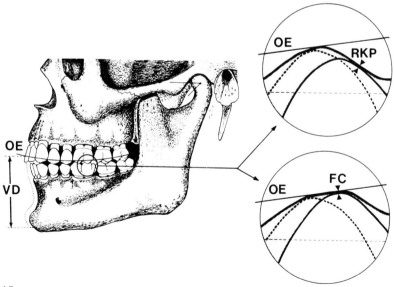

Abbildung 4-7:
Kontaktposition und vertikale Dimension. Retrale Kontaktposition (RKP) und Freedom-in-centric (FC) sind abhängig von der vertikalen Dimension. VD vertikale Dimension; OE Okklusionsebene

4.1.5
Bennett-Winkel

Der Bennett-Winkel wird durch den Versatz des Mediotrusionskondylus in Beziehung zur Medianebene bestimmt. Er wird in der Horizontalen gemessen (Abb. 4-2). Räumlich gesehen stellt dieser Winkel eine Horizontalprojektion der dreidimensionalen (gemäß den aufeinander senkrecht stehenden Ebenen: sagittal, frontal und horizontal) Unterkieferbewegungen dar. Er schließt die gesamte Bennett-Bewegung ein. Dieser Winkel weist einen Durchschnittswert von 15° auf. Dieser Wert hängt in der Regel vom Artikulatorsystem ab. Selbst bei individueller Vermessung führt die Einstellung dieses Winkels bei den meisten Artikulatoren dazu, daß eine *gerade* Bahn nach vorwärts-einwärts und -abwärts programmiert wird. Diese Bahn stößt an die Grenzen des Artikulators, da sich diese Bewegung in zwei Abschnitten vollzieht: zunächst unmittelbar zur Seite *(immediate side shift)* und dann fortschreitend seitwärts *(progressive side shift)*. Diese letztgenannte Bewegung bestimmt die Größe des Bennett-Winkels.

Auf Grund der beschriebenen Problematik (gerade Bahn) ist nach dem Aufwachsen häufig ein Einschleifen im Mund des Patienten erforderlich.

Abbildung 4-8:
Okklusionsebene und Kondylenbahnneigung. Winkelbeziehungen zwischen einer veränderbaren Okklusionsdeterminante, der Okklusionsebene (OE) und einer vorgegebenen Determinante, der Kondylenbahn (HKN). Jede Veränderung der Winkel α und β macht eine andere Höckerhöhe (HH) notwendig, um so Interferenzen während exzentrischer Bewegungen zu vermeiden.

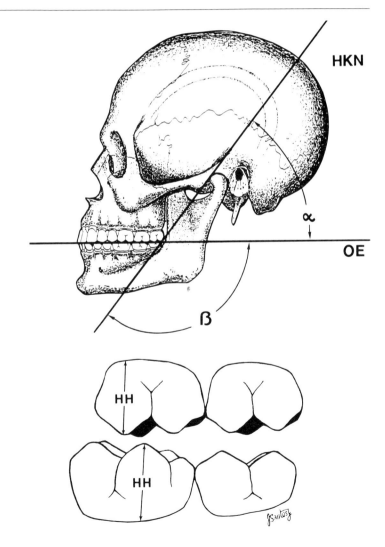

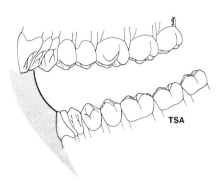

Abbildung 4-9:
Öffnung um die terminale
Scharnierachse (TSA).
Schraffierte Fläche: Grenz-
bewegungen des Posselt-
Diagramms

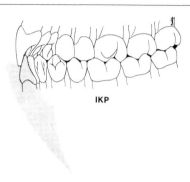

Abbildung 4-10:
Lingualansicht einer habi-
tuellen Interkuspidation
(IKP).
Schraffierte Fläche: Grenz-
bewegungen des Posselt-
Diagramms

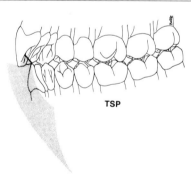

Abbildung 4-11:
Lingualansicht des ersten
Kontakts in terminaler
Scharnierachsenposition
(TSP).
Schraffierte Fläche: Grenz-
bewegungen des Posselt-
Diagramms

4.1.6
Habituelle Interkuspidation und Ruheschwebelage

Da es sich bei der habituellen Interkuspidation um eine Position mit maximalem Vielpunktkontakt handelt, steht sie in direkter
Beziehung zur vertikalen Dimension der Okklusion. Dadurch wird eine Unterkieferposition festgelegt, in der maximale Kaueffizienz
erzielt werden kann, da in dieser Position die
Elevatoren ihre optimale Vordehnung besitzen (Abb. 4-7). Zweifellos hat der Zahnarzt
wenig Eingriffsmöglichkeiten, diese Vertikaldimension zu ändern. Dennoch werden oftmals gewisse anatomische Gegebenheiten,
die für die Einnahme der habituellen Inter-

kuspidation von Bedeutung sind, vom Behandler ignoriert und verändert. Obwohl man z. B. den Interokklusalabstand als unveränderliche Gegebenheit ansieht, kann es bei umfangreichen Rekonstruktionen vorkommen, daß die Okklusionsebene nach ventral oder dorsal geneigt wird (Abb. 4-8). Im Vergleich zur ursprünglichen Situation würde sie dann höher oder niedriger liegen; dies führt zu disproportionierten Kronenlängen. Die sagittale Kompensationskurve kann mit einem großen oder kleinen Radius rekonstruiert werden, der von der Präzision der Artikulatoreinstellung abhängt (Abb. 4-1). Aus diesen Gründen können sowohl die Okklusionsebene als auch die Spee-

Kurve als veränderbare Elemente in bezug auf die Determinanten der Okklusion angesehen werden.

Betrachtet man das Posselt-Diagramm aus sagittaler Sicht, so liegt die habituelle Interkuspidationsposition bis zu 2 mm vor der retralen Kontaktposition (Abb. 4-7, 4-9 und 4-10). Selten kommt es zur Koinzidenz beider Punkte. Bei einem asymmetrischen Versatz der Kondylen kann die habituelle Interkuspidation auch vor der retralen Kontaktposition liegen; sie ist aber dann immer seitwärts verschoben. Dies kann in einigen Fällen durch rekonstruktive Maßnahmen verursacht sein (Abb. 4-11). In einem solchen Fall würde eine okklusale Korrektur im Sinne des

Abbildung 4-12:
Stützhöcker und zentrischer Stop im Bereich der Seitenzähne

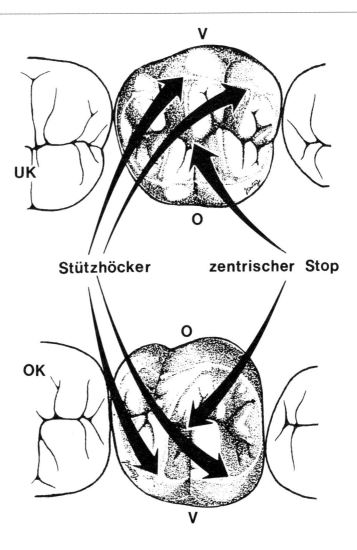

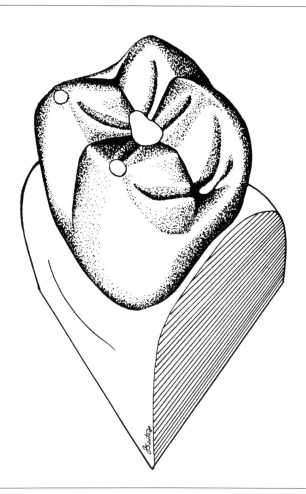

Abbildung 4-13:
Kontakte in terminaler
Scharnierachsenposition
und Stützhöcker

Freedom-in-centric-Konzeptes das Problem lösen.

Die habituelle Interkuspidation, auch bekannt als ,,zentrische Okklusion'', ,,habituelle Okklusion'', ,,interkuspidale Position'' (IKP), ,,erworbene Zentrik'' oder ,,Zahn-zu-Zahn-Beziehung'', legt die Lage der zentrischen Stops fest. Diese Zahnkontakte können mit erheblicher Bandbreite einem individuellen Okklusionstyp zugeordnet werden. Sie treten auf den Höckerabhängen, in den Gruben und/oder auf den Randleisten auf. Die palatinalen Höcker der oberen Seitenzähne und die bukkalen der unteren werden als Stütz- oder Stampfhöcker bezeichnet, da man auf ihren Abhängen häufig zentrale Stops findet (Abb. 4-12). Jedoch treten oftmals auch Kontakte auf den Abhängen der Scherhöcker auf. Um eine klare Richtlinie bei Rehabilitationsmaßnahmen zu geben,

sollten während des Aufwachsens mindestens drei Stops in habitueller Interkuspidation vorhanden sein. Dieses Konzept hat jedoch nichts mit der allgemein bekannten Tripodisierung zu tun. Zumindest sollten aber drei simultane Stops auf der Okklusalfläche des Zahnes angestrebt werden, z. B. zwei auf den Höckerspitzen und einer in der Tiefe der Fossa (Abb. 4-13). Am besten vermeidet man zentrische Stops auf Höckerabhängen, da diese nicht in der Lage sind, eine stabile Lage herzustellen.

Über die Ansicht, daß sich der Unterkiefer bei weiter Mundöffnung deformiert, hat es in letzter Zeit sehr viele Diskussionen gegeben. Man kann sich jedoch leicht von der Richtigkeit dieser Behauptung überzeugen, wenn man versucht, Modelle zueinander einzuartikulieren, bei denen der Patient während der Abformung den Mund sehr weit ge-

Abbildung 4-14:
Darstellung der Unterkieferverformung bei weiter Mundöffnung

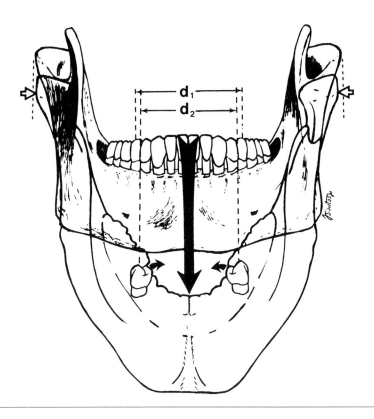

öffnet hat. Wird der Unterkiefer aus der habituellen Interkuspidation maximal geöffnet, kommt es durch die Muskelaktivität der Mm. pterygoidei laterales zu einer Einwärtsbewegung der Kondylen. Abb. 4-14 zeigt die Einengung des unteren Zahnbogens als Folge einer extremen Mundöffnung.

Die Ruheschwebelage imponiert klinisch als Free-way-space (Interokklusalabstand). Diese Distanz stellt keine feste Größe dar, ihr Durchschnittswert schwankt zwischen 2 und 4 mm. Während okklusaler Rekonstruktionen ist eine Veränderung dieses Abstandes nicht gestattet. Auch eine Vergrößerung des Abstandes bei gleichzeitiger Veränderung der Kronenproportionen sollte unterbleiben. Die Ruheschwebe ist eine sehr wichtige vorgegebene Größe, die unbedingt erhalten bleiben muß, da durch sie eine optimale Vordehnung der Unterkiefer-Elevatoren vor ihrer Kontraktion gewährleistet wird (Abb. 4–15).

4.2
Beeinflußbare Determinanten der Okklusion

Die folgenden Überlegungen beschäftigen sich mit okklusalen Rekonstruktionen und Rehabilitationen, insbesondere unter Berücksichtigung einer *idealen Okklusion*. Betrachtet man die funktionellen Okklusionsmuster, so sollten Abweichungen von der anatomischen Norm im Streben nach einer optimalen Wiederherstellung nicht übernommen werden. Zudem ist es fast unmöglich, verlorene Zahnhartsubstanz mit allen ursprünglichen anatomischen Charakteristika wiederherzustellen. Am besten ist es, eine Gruppe von Zähnen einem funktionellen Schema anzupassen, das in direkter Beziehung zur Kaufunktion und zum Kaukomfort steht. Gelegentlich können kleinere Änderungen in bestehende okklusale Muster eingefügt werden; in bezug auf das erforderliche funktionelle Gleichgewicht des Kauorgans sind unsere Möglichkeiten, ausgeprägte Veränderungen vorzunehmen, gering.

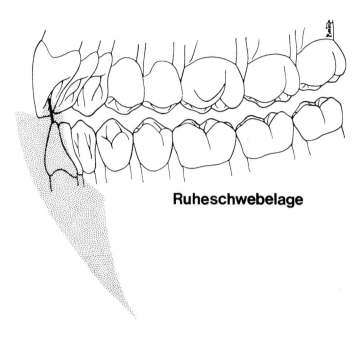

Ruheschwebelage

Um das Zusammenspiel der fünf von HANAU vorgeschlagenen artikulären Faktoren auszudrücken, stellte Konrad THIELEMANN eine mathematische Beziehung auf. Seine Vorstellung der artikulären Gleichung stellt jedoch keine mathematische Formel dar. Sie lautet:

$$\text{Artikuläres Gleichgewicht} = \frac{\text{Kondylenbahnneigung} \times \text{sagittale Frontzahn-führungsneigung}}{\begin{array}{c}\text{Okklusionsebenenneigung} \times \\ \text{sagittale Kompen-} \\ \text{sationskurve (Radius)} \times \\ \text{Höckerhöhe (auf die} \\ \text{Sagittalebene bezogen)}\end{array}}$$

Obwohl die Thielemannsche Formel für die Herstellung einer totalen Prothese gedacht war, sind einige Gesichtspunkte für die Rehabilitation teilbezahnter Patienten sehr nützlich.

Die obengenannte Formel verdeutlicht, daß der Zähler umgekehrt proportional zu den Faktoren im Nenner ist. Sie zeigt das Zusammenspiel der Einflüsse der verschiedenen Determinanten der Okklusion. Jedoch darf man dabei nicht vergessen, daß die Kondylenbahnneigung als Konstante fungiert.

Ein konstantes artikuläres Gleichgewicht ist von der Einstellung der Kondylenbahnneigung im Artikulator abhängig. Gleichzeitig kann es aber auch sinnvoll sein, bei der Planung der Restauration die Werte der übrigen Faktoren zu verändern. Angenommen, der Frontzahnführungswinkel wird vergrößert (oder verkleinert), so muß man einen der Faktoren im Nenner zur Kompensation erhöhen (oder erniedrigen). Begradigen wir in einer klinischen Situation z. B. den Frontzahnbogen, so führt dies zu einer Vergrößerung des Schneidezahnführungswinkels. Um ein daraus resultierendes artikuläres Ungleichgewicht auszugleichen und somit exzentrische Bewegungsinterferenzen zu vermeiden, verkleinert man den Radius der Kompensationskurve, was zu einer stärkeren Krümmung führt, oder flacht die Molarenhöcker weiter ab.

Einige der veränderbaren Determinanten der Okklusion werden im folgenden genauer besprochen:

4.2.1
Front-Eckzahnführung
Die Front-Eckzahnführung ist definiert als Einfluß des vorderen Anteils des Zahnbogens auf die Kontaktbeziehungen der Seiten-

Abbildung 4-16:
Eckzahnführung

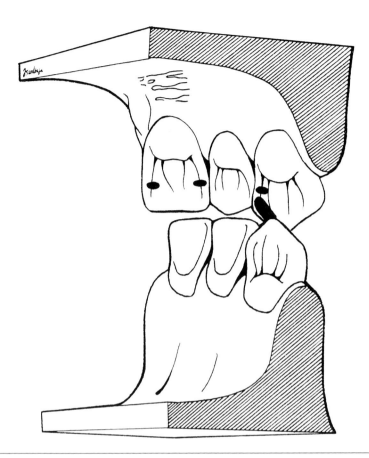

Abbildung 4-17:
Protrusion bis zur Kopfbißstellung der Schneidezähne

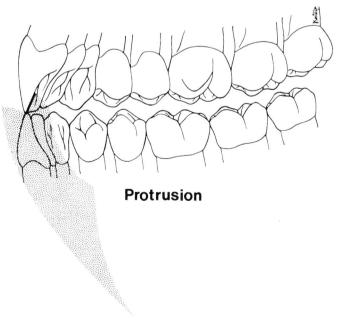

Protrusion

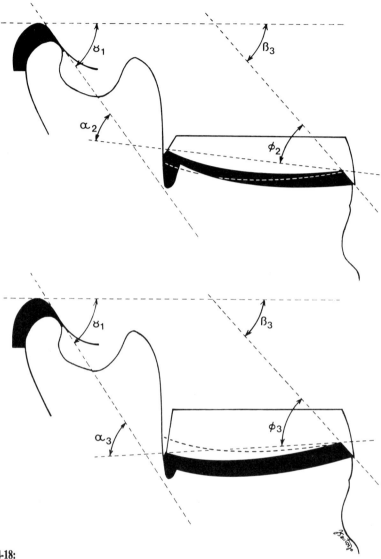

Abbildung 4-18:
Exzentrische Bewegung, Front-Eckzahn-geführt, wobei der Winkel zwischen Okklusionsebene und Kondylenbahnneigung verändert wurde. Die Front-Eckzahnführung blieb unverändert. Beachte: Je senkrechter die Okklusionsebene zur Kondylenbahn steht, desto größer wird der Abstand zwischen den Antagonisten im Seitenzahnbereich.

zähne. Den wichtigsten Anteil bildet die Eckzahnführung, die bei den meisten Menschen eine Disklusion aller Seitenzähne auf der Laterotrusionsseite bewirkt (Abb. 4-16). Der Mensch kann nur dann mit den Schneidezähnen effizient abbeißen, wenn keine Interferenzen vorliegen.

Der quantitative Wert der Front-Eckzahnführung steht in direkter Beziehung zur Steilheit der Führungsflächen der oberen Frontzähne. Je steiler diese Zähne stehen, desto größer ist der Winkel bezüglich der Horizontalebene (Abb. 4-17). Je steiler die Front-Führung, desto mehr Platz steht im Seitenzahnbereich zur Verfügung, so daß die Höcker höher gestaltet werden können (Abb. 4-18). Bei zu steilen Höckern kommt es jedoch während der Abbeißfunktion der

Abbildung 4-19:
Frontzahnführung. Veränderungen des Winkels der Front-Eckzahnführung in bezug auf die Horizontale erfordern geringere Höckerhöhen im Seitenzahnbereich. Sowohl eine Erhöhung als auch eine Erniedrigung erzeugen einen verkleinerten Spielraum während exzentrischer Bewegungen.

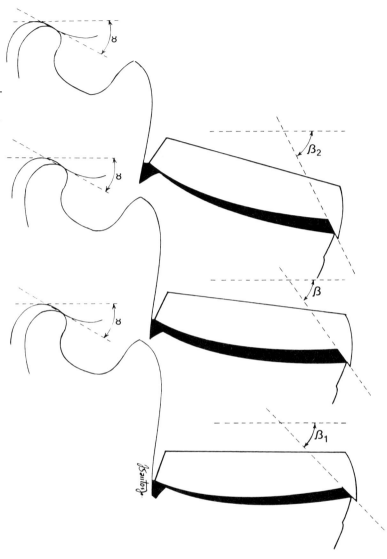

Inzisivi, also bei protrusiven Bewegungen, oftmals zu Interferenzen. Manchmal ist es möglich, die Front-Führung so zu verändern, daß man hohe Höcker vermeiden kann. Auch eine zu steile Eckzahnführung kann sehr leicht für den Patienten zum Problem werden. Dies kann sich in Gelenkbeschwerden äußern. Man wird jedenfalls bestrebt sein, Rekonstruktionen mit einer mäßig ausgeprägten Front-Führung zu planen. Dies trifft besonders in denjenigen Fällen zu, in denen nach ausgeprägtem Zahnverlust im

Seitenzahnbereich ein vermehrter Platzbedarf zwischen beiden Kiefern auftritt. In solchen Fällen wird der exakten Planung einer Front-Eckzahnführung für das Gelingen der okklusalen Rekonstruktion entscheidende Bedeutung zugemessen.

Manche Okklusionsexperten haben der Front-Eckzahnführung der Artikulatoren eine zu große Bedeutung beigemessen. In Wirklichkeit ist der Frontzahnführungsteller nur ein mechanisches Hilfsmittel, das die Bewegungen der Modelle zur okklusalen Ana-

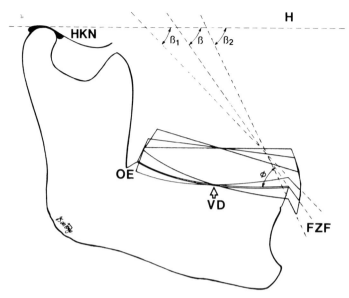

Abbildung 4-20:
Sagittale Verlagerung der Oberkiefermodelle in Beziehung zur Horizontalebene (H). Beim Einartikulieren der Modelle in den Artikulator kann der vordere Teil des Modells „gehoben" oder „gesenkt" werden. Unabhängig von der Bewegungsrichtung kommt es zu einer Veränderung des Frontzahnführungswinkels (FZF) bezüglich dieser Ebene (β_1-β-β_2). Der Winkel α ist zur Okklusionsebene (OE) konstant. Auch die vertikale Dimension (VD) ist konstant. Zusammengefaßt ergibt sich eine Veränderung der Front-Eckzahnführung in Relation zur Kondylenbahnneigung (HKN). Mit jeder Umstellung des Winkelverhältnisses zwischen Front-Eckzahnführung und Kondylenbahnneigung besteht die Gefahr von Frühkontakten und ungleichmäßiger Kontakte im Bereich der Okklusion.

lyse, okklusalen Korrektur und zu Rehabilitationsmaßnahmen anhand geeigneter Einstellungen erlaubt.

4.2.2
Okklusionsebene

Bei einer Seitenansicht des Schädels kann man erkennen, daß die Konturen der Zähne sich an einer Ebene ausrichten, die von den Eckzahnspitzen und den distobukkalen Höckern der zweiten Molaren gebildet wird. Diese Ebene definiert die räumliche Orientierung der Okklusalflächen der Zähne zur Schädelbasis und zum Oberkiefer (Abb. 4-1).

Obwohl die Okklusionsebene durch die Vertikaldimension und die habituelle Interkuspidationsposition begrenzt wird, sind kleinere Änderungen bei umfangreichen Rekonstruktionen zulässig. Wenn die Okklusionsebene fast parallel zur Kondylenbahn verläuft, müssen die Höckerhöhen verringert werden, um Interferenzen bei exzentrischen

Bewegungen zu vermeiden (Abb. 4-19). Falls genau das Gegenteil zutrifft, die Okklusionsebene also fast senkrecht zur Kondylenbahn verläuft, müssen die Höckerhöhen aus gleichem Grund verringert werden. Es gibt aber eine Grenze, die eine Abweichung von der ursprünglichen Lage gestattet, bis zu der die Höckerhöhe erhöht werden kann. Sie ist jedoch klinisch nicht relevant.

Man sollte beachten, daß die korrekte Einstellung der Okklusionsebene für das Einartikulieren einen wichtigen Faktor darstellt. Werden die Modelle z. B. so eingegipst, daß die Ebene zwischen oberem und unterem Modell nicht der tatsächlichen Ebene entspricht, so hat dies okklusale Instabilität zur Folge. Sind z. B. beide Modelle angehoben worden, so führt dies zur Intensivierung der Kontakte im Frontzahnbereich (Abb. 4-20). Wurden die Modelle dagegen zu tief einartikuliert, so resultiert daraus ein intensiverer Kontakt im Seitenzahnbereich (Abb. 4-20). Dies trifft insbesondere in den

Abbildung 4-21:
Vertikaler Überbiß (V) im
Bereich der Seitenzähne

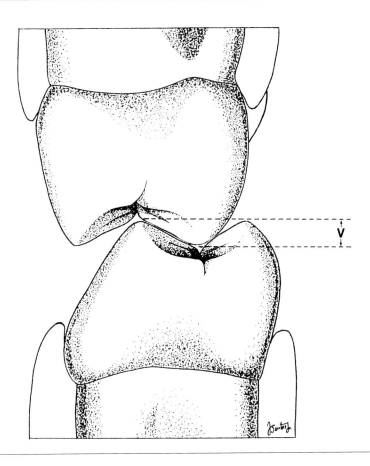

Fällen zu, bei denen zum Einartikulieren eine arbiträre Scharnierachse verwendet wurde.

4.2.3
Sagittale Kompensationskurve
Die Spee-Kurve gibt die Ausrichtung der Okklusalflächen der Seitenzähne entsprechend ihrer Position innerhalb des Zahnbogens wieder. Die Gesamtheit der Okklusalflächen ergibt eine mehr oder weniger gekrümmte Kurve.

Diese Kurve wird durch ihren Radius definiert, wobei es möglich ist, während restaurativer Maßnahmen die Kurve zu verstärken oder abzuschwächen (größerer bzw. kleinerer Radius). Man nimmt an, daß von allen veränderbaren Determinanten der Okklusion die Spee-Kurve die deutlichsten Eingriffe zuläßt. Jede Veränderung wirkt sich aber auch auf die Größe und Höhe der Höcker aus.

Um Interferenzkontakte zu vermeiden, müssen deshalb bei stärkerer Krümmung der Kurve die Höcker entsprechend kürzer gestaltet werden. Ist die Krümmung weniger ausgeprägt, ist eine Erhöhung der Höcker notwendig.

Wird der Kondylenbahnwinkel größer, muß der Radius der Spee-Kurve kleiner werden. In diesem Fall sind die Höcker weniger hoch.

4.2.4
Wilson-Kurve
In einer Frontalansicht des Schädels ist erkennbar, daß die beiden hinteren, unteren Zähne mit ihren Längsachsen zur Mitte hin konvergieren. Diese Ausrichtung bedeutet, daß die okklusalen Flächen auf einem Kreisbogen liegen, der in bukkolingualer Richtung verläuft.

Während okklusaler Rehabilitationen muß man diese räumliche Anordnung der

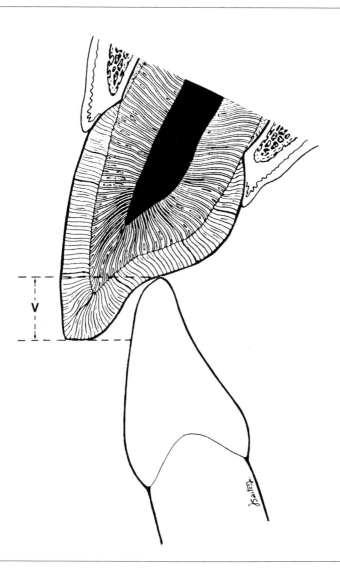

Abbildung 4-22:
Vertikaler Überbiß (V) im
Bereich der Frontzähne

Zähne berücksichtigen, um auf der Mediotrusionsseite auftretende Interferenzen zu
vermeiden.

4.2.5
Höckergröße
In einem okklusalen Schema kann man zwei
Arten von Höckern unterscheiden: Kau- und
Scherhöcker (Abb. 4-21); jeder Typ besitzt
entsprechend seiner Funktion morphologi-
sche Charakteristika.

Dem individuellen Stil entsprechend,
werden die Höcker größer oder kleiner, mit
mehr oder weniger Neigung, mehr oder weniger spitz usw. modelliert.

Kauhöcker (Stampfhöcker) können ihren
antagonistischen Kontakt mit der okklusalen
Fossa, einer Höckerkante bzw. -abhang,
oder eine Kombination von diesen erzeugen.
Wachst man eine Okklusionsfläche auf, so
kann man sowohl Veränderungen der Neigung der Höckerabhänge als auch Volumen-
veränderungen vornehmen. Während des
Aufwachsens antagonistischer Zähne passiert
es häufig, daß zu viele Details und zu steile
Abhänge modelliert werden. Als Ergebnis
entstehen zu tiefe Fossae. Da die Vertikaldimension eine präzise Vorgabe darstellt und
man nicht über eine bestimmte Grenze bezüglich der Höckerhöhe hinausgehen kann,

führt dieses Vorgehen häufig zu Höckern, die Speisebrei in den Approximalraum ihrer Antagonisten einpressen und Vorkontakte erzeugen; beides sollte vermieden werden.

Ähnliches gilt für die *Scherhöcker*. Hier schränken die Unterkieferbewegungen die Höckerdimensionen ein; wird dies nicht beachtet, sind Interferenzen bei exzentrischen funktionellen Bewegungen die Folge.

Den vorangegangenen Ausführungen konnte man entnehmen, wie okklusale Determinanten die Höckerhöhe beeinflussen. Durch die Neigung der Kondylenbahn (in direkter Beziehung zur Spee-Kurve, der Front-Eckzahnführung und der Okklusionsebene) haben die Höcker der Molaren die Tendenz, höher und voluminöser zu sein. Deshalb besitzen die Prämolaren ausgeprägtere und steilere Abhänge.

4.2.6
Vertikaler Überbiß

Der normale Scherenbiß sorgt dafür, daß Verletzungen der Wange während des Kauens vermieden werden. Dabei überlappen die Scherhöcker die antagonistischen Kauhöcker (Abb. 4-2). Dies gilt analog für die Frontzähne (Abb. 4-22). Entsprechend der axialen Ausrichtung jedes Zahnes und der Größe des Oberkieferknochens sind die oberen Zähne den unteren bukkal bzw. labial überstellt.

Durch die enge Beziehung der Schneidezähne zur Front-Eckzahnführung müssen die Seitenzahnhöcker um so kürzer gestaltet werden, je knapper der frontale Überbiß (overbite) ist. Nur so können posteriore Interferenzen während protrusiver Bewegungen vermieden werden.

4.2.7
Sagittaler Überbiß (Overjet)

Die Achsenneigung der Zähne zur Horizontalen kann besonders gut im Frontzahnbereich beobachtet werden. Sie hat ebenfalls Einfluß auf die Höckerhöhe. Die Ausprägung des Overjet ist abhängig von der axialen Ausrichtung der oberen Frontzähne.

Gleichzeitig steht der Overjet in direkter Beziehung zur Eckzahnführung. Je größer deshalb der Overjet wird, desto kleiner müssen die Höcker werden, um Interferenzen bei exzentrischen Funktionsbewegungen zu vermeiden.

5
Artikulatoren

Für umfangreiche prothetische Behandlungsmaßnahmen ist es notwendig, die Modelle des Patienten in sog. „Artikulatoren" einzugipsen. Dieses Kapitel behandelt die Grundregeln, die beim Einartikulieren beachtet werden müssen.

Artikulatoren sind Instrumente, die Unterkieferbewegungen simulieren können. Ihre Grenzbewegungen sind konstruktionsbedingt festgelegt. Es gibt sehr verschiedenartige Varianten, was Funktion, Aufbau und Konzept angeht. Innerhalb dieser Bandbreite können Artikulatoren ausgewählt werden, die gleichen Klassen zuzuordnen sind und einen ähnlichen Konstruktionsaufbau besitzen. Ein typischer Artikulator ist in Abb. 5-1 dargestellt. Er bildet die Grundlage für die nachfolgenden Erläuterungen.

Man kann zwei große Gruppen von Artikulatoren unterscheiden: Arcon- und Non-Arcon-Artikulatoren. *Arcon-Artikulatoren* sind solche, die die anatomischen Beziehungen von Ober- und Unterkiefer nachahmen; d. h., die Kondylenkugeln befinden sich am Artikulatorunterteil, die Gelenkflächen am Artikulatoroberteil. Bei *Non-Arcon-Artikulatoren* sind dagegen die Kondylenkugeln am Oberteil befestigt, die Gelenkflächen am Unterteil angebracht. Deshalb kopieren die letztgenannten Artikulatoren nicht die anatomischen Charakteristika des Schädels.

Alle Artikulatoren haben ihre spezifischen Vor- und Nachteile. Ihre Einsatzmöglichkeiten sind in großem Maße vom Interesse und vom Können ihres Benutzers abhängig. Das Einartikulieren der Modelle erfolgt bei den meisten Artikulatoren nach dem gleichen Schema. Die wichtigsten Unterschiede kann man erst nach intensivem Gebrauch entdecken; sie spielen jedoch keine große Rolle mehr, wenn man sich mit verschiedenen Artikulatortypen vertraut gemacht hat. Die klinische Phase (intra- oder extraorales Registrat, Bestimmung der Scharnierachse, Gesichtsbogenübertragung usw.) ist für die korrekte Einstellung des Ar-

tikulators entscheidend. Das Ergebnis der so einartikulierten Modelle kann leicht von einem erfahrenen Zahnarzt oder Techniker überprüft werden. Die korrekte Einstellung ist aber auch abhängig von den Möglichkeiten des Artikulators und von seinen mechanischen Qualitäten, entsprechend präzise Justagen zu ermöglichen.

5.1
Scharnierachsenlokalisation

Die meisten Artikulatoren arbeiten mit einer arbiträren Scharnierachse. Bei der Ermittlung der Scharnierachsenposition geht man klinisch folgendermaßen vor: Auf einer gedachten Linie zwischen Augenwinkel und Tragus wird ein Punkt 11 mm vor dem Tragus markiert. Entsprechend geht man auf der kontralateralen Seite vor. Diese Referenzpunkte geben ungefähr die Stellen an, an denen eine hypothetische Rotationsachse in Höhe der Kondylen durch den Schädel verläuft. Diese Achse stellt die stationäre Rotationsachse des Unterkiefers dar. Sie verläuft senkrecht zur Sagittalebene des Kopfes (Abb. 5-2 und 5-3).

Eine andere Methode, die Scharnierachse zu bestimmen, ist die individuelle Scharnierachsenbestimmung. Sie umfaßt eine Reihe von Maßnahmen und wird im folgenden erläutert.

Zunächst wird ein Gesichtsbogen am Unterkiefer des Patienten befestigt und ausgerichtet. Dieser Gesichtsbogen besitzt einen Querbalken und zwei seitliche Flaggen. Diese seitlichen Zeiger werden zum Schädel so ausgerichtet, daß ihre Enden in der Nähe der Gelenke liegen. Jedes Ende ist mit einer Nadel versehen. Man bringt den Unterkiefer in die terminale Scharnierachsenposition und führt kleine Rotationsbewegungen aus. Die Schreibstifte an den Balken werden als Anhaltspunkte für die Rotationsbewegungen benutzt. Je näher die Stifte der Scharnierachse liegen, desto deutlicher rotieren sie nur um

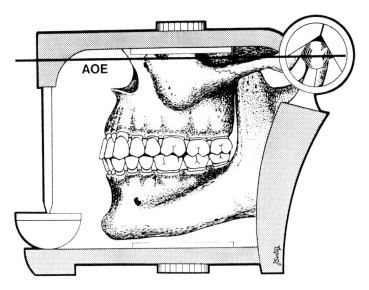

Abbildung 5-1:
Schädel und teiljustierbarer Artikulator in einer Seitansicht entsprechend der Achse-Orbital-Ebene (oder Frankfurter Horizontale) (AOE). Der vorgestellte Artikulator ist auf dem Markt nicht erhältlich. Es handelt sich um ein Modell, um die Erklärungen im Text zu vereinfachen.

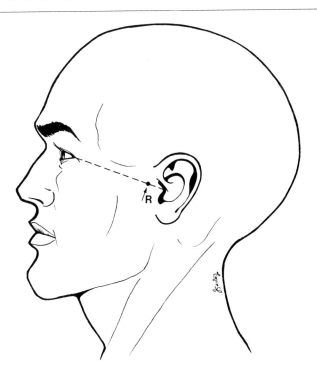

Abbildung 5-2:
Aufzeichnung einer arbiträren Scharnierachse (R)

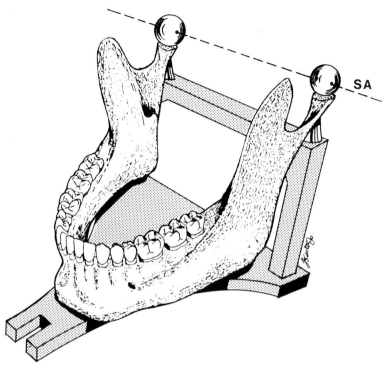

SA

Abbildung 5-3:
Darstellung einer Artikulator-Scharnierachse (SA) mit analoger Positionierung des Unterkiefers

ihre eigene Achse. Ist dies nicht der Fall, führen die Stiftchen Translationsbewegungen aus. Die Zeiger sind nun so zu verstellen, daß die Stiftchen in die angestrebte Rotationsposition einjustiert werden können.

Man kann sich das Vorgehen erleichtern, indem man dem Patienten in Höhe der Gelenke Millimeterpapier auf die Haut klebt. Der Behandler hat dadurch Anhaltspunkte, die das korrekte Einstellen erleichtern. Ist einmal die Scharnierachse bestimmt worden, markiert man sie mit einem Stift auf der Haut. Die Punkte auf beiden Seiten des Kopfes markieren die äußeren Durchtrittspunkte der kinematischen Scharnierachse (Abb. 5-4).

5.1.1
Bestimmung der terminalen Scharnierachsenposition

Das korrekte Ausrichten des Unterkiefers in terminaler Scharnierachsenposition stellt den Behandler oftmals vor Schwierigkeiten. Meist ist der Patient nicht in der Lage, seine

Kaumuskeln so zu entspannen, daß der Unterkiefer nicht geführt werden kann. Oftmals steht das Unvermögen, die Muskeln zu entspannen, in direktem Zusammenhang zur Dysfunktion der Kaumuskulatur bzw. es ist auf emotionalen Streß zurückzuführen. Okklusionstraumata, parodontale Erkrankungen und Schmerzen können zu einem Komplex von Symptomen führen, die eine neuromuskuläre Reaktion oder ein Schmerz-Dysfunktions-Syndrom hervorrufen. Eine korrekte Registrierung ist in diesen Fällen sehr schwierig. Jeder Führungsversuch des Behandlers löst eine Gegenreaktion des Patienten aus. Selbst wenn der Patient zur Mitarbeit bereit ist, wird eine korrekte Registrierung der terminalen Scharnierachsenposition nicht möglich sein.

Obwohl man jeden entspannten Patienten in die terminale Scharnierachsenposition führen kann, muß man darauf achten, Fehlinterpretationen zu vermeiden. Nur die klinische Erfahrung ermöglicht es dem Behandler zu erkennen, wann die Kondylen frei in ih-

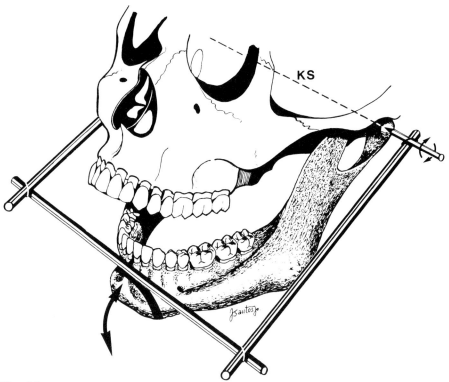

Abbildung 5-4:
Schematische Darstellung einer kinematischen transversalen Scharnierachse (KS)

ren Gelenken rotieren. Eine passive Haltung des Patienten ist für die Bestimmung der terminalen Scharnierachsenposition von größter Bedeutung.

Zunächst sollte der Patient bequem in den Behandlungsstuhl gesetzt werden, wobei die Kopfstütze so ausgerichtet wird, daß der Hinterkopf unterstützt ist. Die Rückenlehne des Stuhles ist um 45° zu neigen. Damit sich der Patient vollkommen entspannen kann, sollten Geräusche, Unruhe und zu grelles Licht vermieden werden.

Mit einer Hand wird der Oberkiefer des Patienten gehalten, um den Kopf gegen die Kopfstütze zu stabilisieren. Mit dem Daumen der anderen Hand auf den Labialflächen der unteren Schneidezähne und mit dem Mittel- und Zeigefinger am Unterrand des Unterkiefers wird nun das Kinn des Patienten geführt. Dann bittet man den Patienten, den Mund weit zu öffnen und die Kaumuskulatur zu entspannen (dabei sollte mit beruhigender, leiser Stimme gesprochen werden).

Unter vorsichtigen und gleichmäßigen Bewegungen wird der Unterkiefer nach hinten und oben geführt. Ohne dem Patienten die Situation zu erklären, versucht man nun, die Kondylen in die höchste, rückwärtigste, nicht seitenverschobene Lage zu führen. Der Unterkiefer wird dabei kurz nach oben und unten bewegt (nicht mehr als 2,5 mm Schneidekantendistanz). Es ist darauf zu achten, daß der Unterkiefer streng sagittal geführt wird. Laterale Verschiebungen müssen unbedingt vermieden werden, da dies zu einer fehlerhaften Registrierung führt.

Mittels langsamer Bewegungen wird der Unterkiefer bis zum ersten Kontakt mit den Oberkieferzähnen geschlossen (erster Kontakt in terminaler Scharnierachsenposition); dann bittet man den Patienten, seine Muskeln anzuspannen. Bei korrekter Führung kann man nun ein geringes Gleiten der Zähne aus der retralen Kontaktposition in die habituelle Interkuspidation erkennen (dieses Gleiten fehlt im Fall einer Übereinstimmung beider Positionen). Mit diesem ersten Versuch wird der Grad der Entspannung des Patienten überprüft. Ist dies erreicht, so kann die terminale Scharnierachsenposition ohne Mühe wiederholt bestimmt werden. Erst dann kann man von einer klinischen Reproduzierbarkeit sprechen, die für die okklusale Analyse, das Einartikulieren und rekonstruktive Maßnahmen notwendig ist.

Bei Vorliegen von Dysfunktionen des Kausystems wird ein korrektes Registrieren sehr schwierig, da eine Manipulation des Unterkiefers praktisch unmöglich ist. In solchen Fällen sollte man zunächst mittels Aufbißschienen oder anderen Maßnahmen versuchen, diese Symptome zu therapieren.

Durch die Verwendung von Aufbißschienen werden direkte Antagonistenkontakte vermieden. Störungen im Kausystem können zu asynchronen, neuromuskulären Funktionen als Folge von gestörten Okklusalbeziehungen führen und können außerdem Parafunktionen (wie z.B. Bruxismus und Habits) hervorrufen. Dysfunktionelle Störungen im Regelkreissystem Zähne-Muskulatur-Kiefergelenk führen in der Regel zur Schwierigkeit, sich zu entspannen. Durch den Einsatz von Aufbißschienen werden die Zahnkontakte eliminiert, was diesen Circulus vitiosus unterbricht und zur muskulären Entspannung beiträgt. Obwohl Aufbißschienen hauptsächlich nachts getragen werden, müssen Patienten, bei denen diese Behelfe zur Unterstützung der Scharnierachsenlokalisation verwandt werden, diese bis zum Zeitpunkt der Registrierung tragen. Daneben können auch andere Maßnahmen zur Lockerung des Unterkiefers angewandt werden. Ein ,,Frontzahn-Jig'' z. B., der aus schnellhärtendem Autopolymerisat hergestellt wird, drückt den Unterkiefer in eine retrale Position. Obwohl nicht immer ratsam, werden in manchen Fällen auch Muskelrelaxanzien vor der Registrierung verordnet.

Falls eine ausreichende Entspannung nicht möglich ist, kann man den Patienten 10 bis 15 Minuten vorher auf Watterollen beißen lassen. Dadurch wird eine gewisse Desorientierung des Unterkiefers erreicht, was zu guten Resultaten geführt hat.

Die Registrierung selbst kann mittels verschiedener Techniken erfolgen. Daß es verschiedene Techniken für dasselbe Vorgehen gibt, zeigt, daß keine der Methoden optimal ist. Normalerweise erfolgt die Registrierung mittels einer erwärmten Wachsplatte, die zwischen die Zahnreihen gelegt wird. Diese Methode ist auch unter dem Namen ,,intraorale Registrierung'' bekannt. Es gibt auch andere, extraorale Methoden. Benutzt man jedoch die intraorale Technik, so sollten einige Punkte berücksichtigt werden:

- Die Impressionen der Höcker dürfen nicht sehr tief sein und niemals mehr als ein Drittel des Zahnes ausmachen.
- Ein vollständiges Erweichen des Wachses sollte vermieden werden, da sich die gegenüberliegenden Zähne nicht berühren dürfen.
- Die Wachsplatte darf eine Stärke von 1–2 mm nicht überschreiten.
- Jeder Schleimhautkontakt (Zahnfleisch) muß vermieden werden.
- Die Frontzähne sollen in die Registrierung nicht miteinbezogen werden.
- Die Anzahl der einzubeziehenden Zähne soll berücksichtigen, daß die Modelle später gut zu fixieren sind.
- Man benutzt immer ein Wachs, welches erst oberhalb der Raumtemperatur plastisch wird, da die Zähne während der Registrierung in ein weiches Material einsinken sollen. Jeglicher Widerstand erzeugt einen Reflex, der den Unterkiefer nach ventral schiebt.
- Das Wachs muß bei Zimmertemperatur ausreichend fest sein, um ein Verziehen während des Einartikulierens zu vermeiden.
- Bei partiell bezahnten Kiefern muß eine Schleimhautunterstützung des Registrates vorliegen.
- Nach der Registrierung sollte man die Richtigkeit des Vorgehens überprüfen. Dazu fügt man die abgekühlte Wachsplatte im Oberkiefer wieder ein und führt den Unterkiefer in die terminale Scharnierachsenposition, so daß die Zähne wieder ihre Impressionen treffen. Unter Zuhilfenahme von entsprechendem Licht kann man nun überprüfen, ob die unteren Okklusalflächen ohne Abweichungen in die Eindrücke passen. Ansonsten ist der Wachsbiß zu verwerfen.
- Da es möglich ist, bei manchen Artikulatoren die Genauigkeit der Registrierung zu überprüfen, sollten in diesen Fällen vier Registrate genommen werden.

5.2
Aufzeichnung der mandibulären Protrusion

Die Kondylenbahnneigung im Artikulator kann mittels Protrusionsregistraten ermittelt werden. Bei den meisten Artikulatoren wird diese Art der Aufzeichnung zur Justage verwandt.

Die Herstellung eines intraoralen Wachsregistrates ist einfach und folgt den oben genannten Grundsätzen. Da bei den meisten Patienten bei protrusiven Bewegungen ein erheblicher Abstand zwischen den Seitenzähnen entsteht, müssen mehrere Lagen Wachs verwandt werden, um stabile Impressionen zu erhalten.

Zunächst sollte mit dem Patienten diese Bewegung geübt werden.

Das Registrat wird erst dann benutzt, wenn beide Modelle bereits im Artikulator einartikuliert sind. Da die Modelle entsprechend der Scharnierachse des Artikulators in Übereinstimmung mit der terminalen Scharnierachsenposition des Patienten eingegipst sind, ist darauf zu achten, ob ggf. eine Abweichung zwischen habitueller Interkuspidation und retraler Kontaktposition vorliegt, wobei die Mittellinie zwischen den oberen und unteren Schneidezähnen als Referenzlinie verwendet wird. Beim Protrusionsregistrat kommt es häufig zu einer Abweichung von dieser Referenzlinie. Um den für das Registrat notwendigen korrekten Zusammenbiß zu erleichtern, markiert man deshalb die unteren Schneidezähne mit wasserfestem Stift und gibt dem Patienten einen Spiegel als Sichthilfe.

Die Vorschubbewegung des Unterkiefers sollte nicht über die Kopfbißstellung der Frontzähne hinausführen. Jede Bewegung, die darüber hinausgeht, kann nicht verwertet werden, da die meisten Artikulatoren nur über einen begrenzten Kondylenbahnausschnitt verfügen.

Während der Protrusionsbewegung verschieben sich beide Kondylen nach ventral und verbleiben in einer bestimmten Position. Deshalb ist es ungünstig, diese Art der Registrierung bei Patienten mit Dysfunktionsbeschwerden vorzunehmen, da Ungenauigkeiten dann sehr wahrscheinlich werden. Die Einstellungen sollten in diesen Fällen, obwohl nicht ganz korrekt, entsprechend den Kontaktverhältnissen im Artikulator vorgenommen werden.

5.3
Laterotrusionsregistrat

Bei den meisten der auf dem Markt befindlichen Artikulatoren besteht die Möglichkeit, auch den Bennett-Winkel einzustellen. Aus diesem Grund ist es notwendig, während der klinischen Analyse auch ein Laterotrusionsregistrat zu nehmen.

Wie bei den oben besprochenen Registraten kann auch hier zwischen intra- und extraoralen Registraten unterschieden werden. Normalerweise werden die Registrate intraoral genommen. Die Vorgehensweise entspricht der zuvor beschriebenen.

Der Patient muß, um Lateralbewegungen ausführen zu können, gut geführt werden (zuerst links, dann rechts). Es ist am günstigsten, wenn der Patient zunächst eine reine Lateralbewegung ohne irgendwelche protrusiven Komponenten durchführt. Die Grenze der Bewegung liegt in der Ausrichtung der Bukkalflächen der Seitenzähne einer Seite, wobei die antagonistischen Eckzähne in Kauspitzen-auf-Kauspitzen-Position gelangen. Die Limitation dieser Bewegung liegt in der räumlichen Begrenzung der Kondylargehäuse des Artikulators.

Man sollte nicht vergessen, daß die Eckzahnführung manchmal zu einem erheblichen Klaffen der Seitenzähne führt. Dies ist bei der Dimensionierung des Wachsregistrates zu berücksichtigen.

Der Laterotrusionskondylus erzeugt weniger Bewegung und besitzt die Tendenz zur Rotation. Der Mediotrusionskondylus hingegen bewegt sich nach medial, wobei er sich der Sagitalebene nähert. Leidet der Patient unter Kiefergelenkbeschwerden, so sollten keine Registrate genommen werden. In diesen Fällen kann die Einstellung vorläufig unter Zuhilfenahme der Gelenkflächen oder der Facetten der Modellzähne vorgenommen werden.

5.4
Gesichtsbogenübertragung

Der Gesichtsbogen ist ein Hilfsmittel, das zu jedem Artikulator gehört. Er besteht aus mehreren justierbaren Teilen und wird am

Abbildung 5-5:
Einartikulieren des Oberkiefermodells mit Hilfe eines Gesichtsbogens. Bezugsebene ist die Achse-Orbitale-Ebene (AOE)

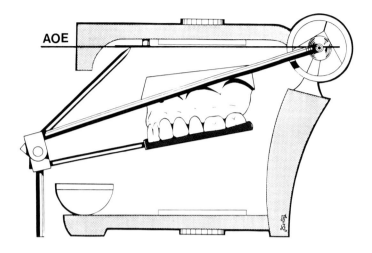

AOE

Patienten montiert. Jeder Artikulator besitzt zwar seinen entsprechenden Gesichtsbogen, aber im klinischen Gebrauch sind sich die verschiedenen Instrumente ähnlich.

Zusammengesetzt aus drei Balken – einem vorderen und zwei lateralen –, ähneln sie dem kinematischen Gesichtsbogen. An dem vorderen Balken ist die Bißgabel und ein Schädelbezugspunkt montiert. Die lateralen Zeiger verlaufen rechtwinklig dazu. Sie stellen die Verbindung zum Unterkieferscharnierachsenpunkt her (der schon vorher bestimmt wurde).

Am Ende der Zeiger sind in der Nähe des Kiefergelenks Nadeln angebracht, die auf die Scharnierachsenpunkte deuten. Es gibt jedoch auch Artikulatoren, die nicht eine arbiträre oder wahre Scharnierachse verwenden, sondern mit Ohrstöpseln am Ende der lateralen Zeiger arbeiten. Diese Ohrstöpsel werden in den Meatus acusticus externus geschoben. In diesem Fall ist die arbiträre Scharnierachse mechanisch auf das Gesichtsbogen-Artikulator-System abgestimmt.

Der Gesichtsbogen wird zur schädelbezüglichen Einordnung des Oberkiefers benutzt. Aus diesem Grund werden drei bereits genannte Referenzpunkte herangezogen (zwei Punkte korrespondieren mit der echten bzw. arbiträren Scharnierachse, ein weiterer mit dem Schädel). Diese besondere räumliche Beziehung ermöglicht die Einordnung des Oberkiefers im Artikulator entsprechend

den individuellen Gegebenheiten. Die Relation der Okklusionsebene zum Schädel kann auf verschiedene Weise abgenommen werden (Abb. 5-5).

Dabei werden unterschiedliche Referenzpunkte verwandt. Der Schädelbezugspunkt (horizontale Bezugsebene) ist für jeden Artikulator spezifisch. Die am meisten benutzten Punkte sind der Infraorbitalpunkt und das Nasion. Es handelt sich dabei um die vorderen Referenzpunkte der Achse-Orbitale-Ebene (entspricht in etwa der Frankfurter Horizontalen) bzw. der Ala-Tragus-Ebene (Abb. 5-6).

Der praktische Nutzen bei Anwendung dieser Ebenen liegt in der angenähert zentrierten Ausrichtung der Modelle im freien Raum zwischen Artikulatorober- und -unterteil. Es wird also vermieden, daß der Oberkiefer zu nahe dem Artikulatorober- bzw. der Unterkiefer zu nahe zum Artikulatorunterteil einartikuliert wird. Das größte Problem, das eine mangelhafte Ausrichtung der Modelle mit sich bringt, ist eine instabile retrale Kontaktposition, wenn die Modelle in maximale Interkuspidation gebracht werden sollen, insbesondere dann, wenn eine arbiträre Scharnierachse verwandt wird. Die Instabilität ist ein Ergebnis von Vorkontakten im vorderen Anteil des Zahnbogens (wenn die Modelle zu nahe am Artikulatorunterteil liegen) bzw. Vorkontakte auf den letzten Molaren (wenn die Modelle in bezug zum Artikulatoroberteil gehoben wurden).

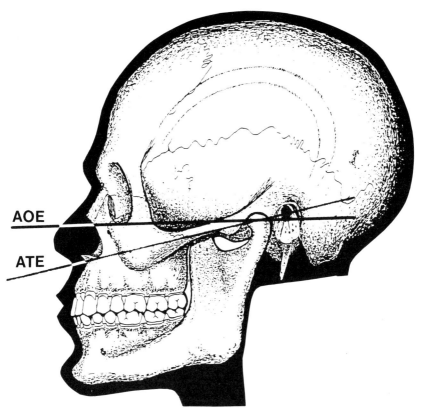

Abbildung 5-6:
Kraniometrische Bezugsebenen, die normalerweise beim Einartikulieren benutzt werden.
AOE Achse-Orbitale-Ebene, die fast mit der Frankfurter Horizontalen übereinstimmt; ATE Ala-Tragus-Ebene

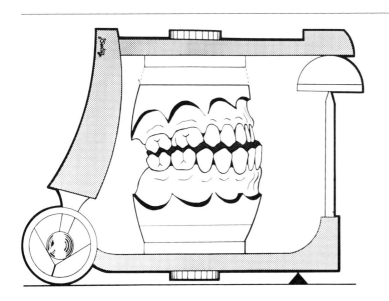

Abbildung 5-7:
Für das Einartikulieren des Unterkiefermodells bedient man sich der arbitären Scharnierachse. In diesem Fall kann ein intraorales Bißregistrat in terminaler Scharnierachsenposition verwandt werden.

Abbildung 5-8:
Mit dem Einartikulieren in
einen volljustierbaren Artikulator erhält man eine
Scharnierachse, die prak-
tisch mit der des Patienten
identisch ist.

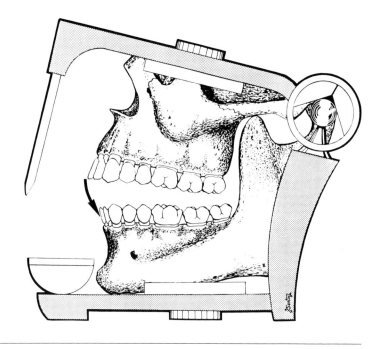

5.5
Einartikulieren der Modelle in den Artikulator

Die verschiedenen, auf dem Markt befindlichen Artikulatoren unterscheiden sich beim
Einartikulieren der Modelle nur unwesent-
lich; dies ist auf gerätespezifische Unterschiede zurückzuführen.

Der Gesichtsbogen wird hauptsächlich
zur Festlegung der Beziehungen des Oberkiefers zum Schädel und der Übertragung
dieser Beziehung auf das Artikulatoroberteil
benutzt. Deshalb wird bei den meisten Artikulatoren der Oberkiefer zuerst montiert.
Zunächst werden die Scharnierachsenzeiger
bzw. die Ohrstücke an den Kondylargehäu-
sen positioniert. In dieser Phase muß bereits
der Interkondylarabstand festgelegt sein. Bei
manchen Gesichtsbögen hat man die Möglichkeit, den Abstand einzustellen, die meisten Artikulatoren geben jedoch einen Mit-
telwert vor.

Nachdem der Gesichtsbogen am Artikulator befestigt wurde, wird das Oberkiefermodell in die Impressionen der mit
Stents beschickten Bißgabel gesetzt. Dieses
Vorgehen ist bei fast allen Instrumenten
gleich.

Danach wird das Modell mit schnellabbin-
dendem Gips montiert.

Ist das Oberkiefermodell korrekt einartikuliert, benötigt man den Gesichtsbogen
nicht mehr. Man folgt nun den Anweisungen
für das Einartikulieren des Unterkiefermodells.

Dabei muß man sorgfältig darauf achten,
daß die Kondylen am Hinterrand der Kondy-
leneinsätze anschlagen. In dieser Position befindet sich der Artikulator, seiner Konstruk-
tion entsprechend, in Nullage. Dabei spielt
es keine Rolle, ob es sich um einen Arcon-
oder Non-Arcon-Artikulator handelt. Nur so
können die Kondylen an ihren entsprechenden Führungsflächen zentriert werden (Abb.
5-7).

Um Artikulatorober- und -unterteil parallel zueinander einzustellen, besitzen die
Artikulatoren einen Inzisalstift mit umlaufen-
den Markierungen. Soll das Unterkiefermo-
dell z. B. mittels Wachsregistrat einartikuliert werden, so muß der Inzisalstift um 3–5
mm über den Referenzpunkt verlängert werden, um die Registratsstärke in terminaler
Scharnierachsenposition auszugleichen. Dies
gilt generell für alle Artikulatoren.

Es ist selbstverständlich, daß das Unter-
kiefermodell gegen die Impressionen im

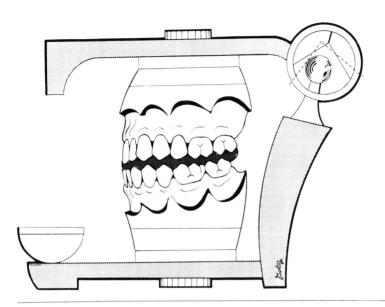

Abbildung 5-9:
Das Protrusionsregistrat ermöglicht die Einstellung der Kondylenbahnneigung.

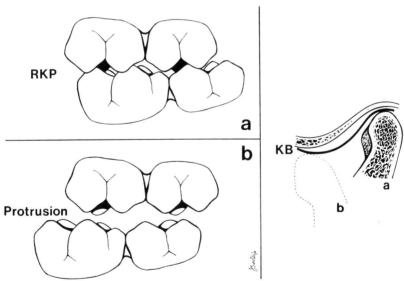

Abbildung 5-10:
Kondylenbahn. Darstellung des Bewegungsablaufs eines Kondylus (KB = Kondylenbahn) von der terminalen Scharnierachsenposition (TSP) **(a)** bis zur Protrusion **(b).**

Wachs stabilisiert werden muß. Gleichzeitig muß überprüft werden, ob das Modell schaukelt. Zur Stabilisierung benutzt man am besten Gummibänder bzw. -ringe, Abdruckgips, Klebewachs und Hölzer oder jedes andere Material, das sich nachher wieder leicht entfernen läßt. Bei umgedrehtem Artikulator wird ein wenig Abdruckgips auf den vorher gewässerten Modellsockel gegeben, um so eine Verbindung zu den Befestigungsplatten herzustellen.

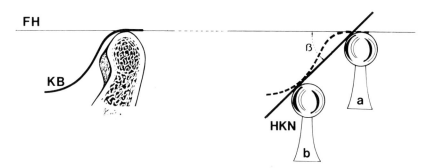

Abbildung 5-11:
Kondylenbahnkurvatur. Unterschiede in den Führungsflächen der Kondylenbahn des Kiefergelenks (KB) und der des Artikulators (HKN). Mit Hilfe der Frankfurter Horizontalen (FH) kann der Winkel β bestimmt werden als die Verlagerung der Kondylenkugel des Artikulators aus der terminalen Scharnierachsenposition (a) in die Protrusion (b).

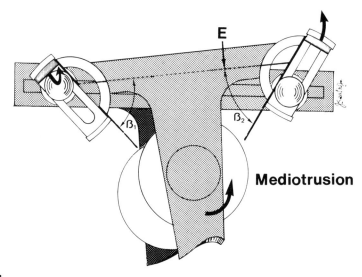

Abbildung 5-12:
Einstellung des Bennett-Winkels im Artikulator in der Horizontalen.
E ist die mandibuläre Rotationsachse im Bereich des Artikulatoroberteils. β_1 und β_2 stellen die entsprechenden Bennett-Winkel dar.

Beide Modelle sind nun in terminaler Scharnierachsenposition einartikuliert (Abb. 5-8). Um die Richtigkeit des Vorgehens zu überprüfen, entfernt man das Wachsregistrat, bringt die Modelle in habituelle Interkuspidation und stellt den Inzisalstift entsprechend der Vertikaldimension der Okklusion ein. Natürlich kann derart nur bei solchen Modellen verfahren werden, bei denen durch eine entsprechende Anzahl von Zähnen die habituelle Interkuspidationsposition erreicht werden kann. Modelle mit umfang-

reichen Verlusten der Seitenzähne oder vollständiger Zahnlosigkeit müssen mittels anderer Hilfsmittel einartikuliert werden. Nun wird die Schraube, die die obere Befestigungsplatte festzieht, gelöst. Hält man dann Artikulatorober- und -unterteil zusammen, kann man unter Umständen ein Schaukeln der Modelle spüren. In diesem Fall war die Bestimmung der terminalen Scharnierachsenposition nicht korrekt oder aber der Patient besitzt keine stabile Okklusion. Mit Hilfe von Artikulationsfolie ist es möglich, die Anzahl der Stops im Artikulator mit denen im Munde des Patienten zu vergleichen. Normalerweise finden sich beim Patienten mehr Stops. Dies ist damit zu erklären, daß die Zähne sich während der Abformung in einer anderen Position innerhalb ihrer Alveole befinden als beim „Zähne-Zusammenbeißen". Falls jedoch auch bei einer geringen Anzahl von Stops eine gute Stabilität vorliegt, ist das Ergebnis verwertbar.

5.6
Justierung des Artikulators

Nachdem man sich vom korrekten Einartikulieren überzeugt hat, wird nun das Protrusionsregistrat zwischen die Modelle gelegt (Abb. 5-9), um die Kondylenbahnneigung einstellen zu können (Abb. 5-10). Wird ein Arcon-Artikulator verwendet, verliert die Kondyle den Kontakt mit der oberen Begrenzung des Kondylargehäuses, da das Artikulatoroberteil nach oben und hinten verschoben wird. Die Einstellung besteht darin, daß der Kontakt zwischen Kondylenkugel und Gehäuse wiederhergestellt wird (Abb. 5-11). Dazu lockert man die Befestigungsschraube des Kondylargehäuses und dreht dieses so lange, bis visuell ein Kontakt zwischen Kugel und Wand hergestellt ist.

Da jedoch bei Non-Arcon-Artikulatoren das Artikulatoroberteil in Höhe des Gelenks mit dem Unterkiefer verbunden ist, muß die Kondylenbahnneigung kombiniert taktil und visuell ermittelt werden. Nachdem das Registrat zwischen den Modellen eingefügt ist, müssen die Kondylareinsätze solange hin und her bewegt werden, bis die Modelle stabil in ihren Wachsimpressionen fixiert sind.

Die Ermittlung des Bennett-Winkels (Abb. 5-12) erfolgt anhand von Laterotrusionsregistraten. Fast alle Arcon-Artikulatoren ermöglichen die Einstellung mittels Registrat. Bei den Non-Arcon-Artikulatoren werden dagegen entweder Mittelwerte verwandt oder der Winkel wird mit speziellen Formeln errechnet. Bei den Arcon-Artikulatoren wird dazu die laterale Wand des Kondylargehäuses in Kontakt mit der Kondylenkugel gebracht. Bei Non-Arcon-Artikulatoren werden entweder die senkrechten Stangen, die die artikulären Elemente enthalten, oder die artikulären Elemente selbst gedreht.

Inzisalstift und Inzisaltisch können in ihrer Einstellung verändert werden. Fast immer kann der Inzisaltisch gekippt und die Tischflächen in ihren Winkeln verändert werden, um so eine Führung zu ermöglichen. Die Justierung wird bei Protrusions- und Laterotrusionsbewegungen im Artikulator vorgenommen. Manchmal ist es durch die Bauart des Inzisaltisches notwendig, einen individuellen Frontzahnführungsteller aus Autopolymerisat herzustellen. Die funktionellen Bewegungen werden dabei mit der Spitze des Inzisalstiftes in den abbindenden Kunststoff eingraviert.

Die aufgezählten Anweisungen beschreiben das Einartikulieren der Modelle und das darauf folgende Einstellen des Artikulators bei den gebräuchlichsten Instrumenten, den „teiljustierbaren Artikulatoren". Bei volljustierbaren Artikulatoren können weitere Vorgaben eingestellt werden, wie z. B.:
– P-R-Einstellung, die aus einer protrusiv-retrusiven Einstellung des Kondylus in terminaler Scharnierachsenposition zwischen retraler Kontaktposition und habitueller Interkuspidation bei Freedom-in-centric-Konzept besteht.
– Bennett-shift
– Fischer-Winkel

6
Okklusale Analyse der Erwachsenen-Bezahnung

Diese Analyse besteht aus verschiedenen klinischen und labortechnischen Arbeitsgängen mit dem Ziel einer genauen Auswertung der Artikulation und Okklusion zur Wiederherstellung des Gleichgewichts im Kauorgan.

Während der okklusalen Analyse ist die genaue Bestimmung der maxillo-mandibulären Beziehungen, insbesondere in Hinsicht auf die funktionellen Kontakte zwischen antagonistischen Zähnen, wichtig.

Somit können bei einer initialen klinischen Untersuchung folgende Befunde erhoben werden:
– Sagittale Kompensationskurve (Spee-Kurve) und Ausrichtung der Okklusionsebene
– Vorhandene und fehlende Zähne
– Fehlbildungen
– Malokklusion
– Axiale Ausrichtung der klinischen Krone
– Zustand der Okklusalflächen
– Zustand vorhandener konservierender bzw. prothetischer Restaurationen
– Zahnlockerung
– Taschentiefe
– Vorliegen von Furkationen
– Zahnwanderung
– Okklusales Trauma
– Schliffacetten (typisch oder atypisch)
– Mandibuläres- und Muskel-Schmerz-Syndrom.

Nicht unterschätzen sollte man den Nutzen von Röntgenaufnahmen in diesem Stadium der Untersuchung. Obwohl Einschränkungen bei der Herstellung von Schädelaufnahmen zur Diagnose von Kiefergelenkerkrankungen bestehen, haben diese Aufnahmen einigen diagnostischen Wert.

Handelt es sich um einen komplizierten Fall, sollte unbedingt ein Artikulator verwandt werden. Die Herstellung von exakten Modellen ist Voraussetzung für denjenigen, der den klinischen Behandlungsablauf am Modell planen möchte. Obwohl der Einsatz eines Artikulators nicht immer für das Studium okklusaler Beziehungen notwendig ist, sind die einartikulierten Modelle doch, insbesondere bei größeren rekonstruktiven Maßnahmen, eine nützliche und klinisch sinnvolle Hilfe. Manchmal ist es sehr schwierig, im Munde des Patienten minimale Abweichungen zu erkennen, die zu erheblicher Dysfunktion und Beschwerden geführt haben.

Mit Hilfe montierter Modelle hat der Zahnarzt die Möglichkeit, eine Okklusionsanalyse vorzunehmen, wobei Modifikationen an die geschilderte klinische Vorgehensweise nicht ausgeschlossen sind. In diesem Kapitel schlage ich einige Schritte vor, die es dem Praktiker erleichtern sollen, dieser Anforderung gerecht zu werden.

Der erste Vorschlag ist natürlich die Entscheidung, einen Artikulator zu benutzen. Dies gilt insbesondere für umfangreiche Arbeiten. Für das zeitaufwendigere Einartikulieren und Justieren des Artikulators wird man später stets entschädigt. In jedem Fall ist der Artikulator nicht nur für die funktionelle Okklusionsanalyse, sondern auch bei der Planung der Art und der Behandlungsabfolge bei Kavitätenpräparationen, im Rahmen von Rehabilitationsmaßnahmen, nützlich. Das Verständnis für die Ausrichtung der Zähne entsprechend der Spee-Kurve und der Okklusionsebene, die Beachtung der bukko-lingualen Ausrichtung der Zähne und das Aufdecken einer Fehlokklusion kann sehr viel einfacher erfolgen, wenn montierte Modelle vorliegen. Ein weiterer wichtiger Aspekt liegt in der Festlegung der morphologischen Muster mittels Schleifkorrekturen am Gipsmodell, um erwünschte Kontaktsituationen zu antizipieren. Deshalb ist es stets ratsam, zunächst okklusale Veränderungen am Modell vorzunehmen, bevor man sich im Munde des Patienten versucht.

Es ist immer notwendig, die Genauigkeit des Einartikulierens und der Artikulatorjustierung, insbesondere im Vergleich zur Situation im Munde, zu überprüfen, so daß der Grad der Reproduzierbarkeit der maxillo-mandibulären Beziehung eingeschätzt werden kann.

Als nächstes wird im Munde des Patienten nach Vorkontakten und Interferenzen gefahndet; sie kann man dann auf den Modellen kennzeichnen.

Am einfachsten ist ein quadrantenweises Vorgehen, wobei Artikulationsfolie, shimstock (dünne Metallfolie), Schreibmaschinenfarbband oder dünnes Wachs benutzt werden kann. Der Unterkiefer wird entweder in die Inkuspidationsposition geführt oder der Patient wird aufgefordert, Artikulationsbewegungen auszuführen, wobei eines der o. g. Hilfsmittel zwischen den Zahnreihen liegt. Man kann sich das Vorgehen erleichtern, indem man die Indikatoren mit einem speziellen Halter fixiert.

Mit Hilfe von Indikatorpapieren können Vorkontakte leicht entdeckt werden, weil ausgeprägte Vorkontakte zu Perforationen des Trägermaterials führen. Hält man sie gegen eine Lichtquelle, so wird der Vorkontakt offenbar. Sie können auch auf den Modellen entdeckt werden, indem man mit den o. g. Hilfsmitteln Segment für Segment durchprüft. Mit unterschiedlich farbigen Filzstiften können Fehlkontakte aufgezeichnet werden.

Die Verwendung von Artikulationspapier unterschiedlicher Farbe sollte quadrantenweise und getrennt nach den unterschiedlichen Bewegungen des Unterkiefers erfolgen. Jede Bewegung der Mandibula, bei denen Zahnkontakte entstehen, muß sorgfältig analysiert werden. Dieses Vorgehen mag zwar zeitraubend erscheinen, wird aber dadurch kompensiert, daß man während der klinischen Funktionsanalyse exakte Aufzeichnungen der Kontaktverhältnisse erhält. Es ist sinnvoll, alle klinischen Kontaktbeziehungen der Zähne, die während der klinischen Untersuchung entdeckt werden, auf den Modellen nachzuvollziehen. Diese Prozedur ist besonders dann wertvoll, wenn Einschleifmaßnahmen geplant sind. Wie bereits betont wurde, muß empfohlen werden, die Modellkorrekturen *vor* definitiven Maßnahmen im Mund vorzunehmen, weil nur die Situation im Artikulator eine Vorstellung davon vermitteln kann, welche endgültigen Resultate erzielbar sind.

Da es ratsam ist, die Vorkontakte und Interferenzen nach einem gewissen Schema zu analysieren, sollte man zunächst die ersten Kontakte in retraler Kontaktposition begutachten. Danach erfolgen die Stops in habitueller Interkuspidation. Zum Schluß werden die exzentrischen Interferenzen, zunächst auf der Mediotrusions- und auf der Laterotrusionsseite, dann bei Lateroprotrusion und schließlich bei Protrusion überprüft. Wie noch in Kapitel 8 erläutert werden wird, sollte man zuerst mit dem Einschleifen in terminaler Scharnierachsenposition beginnen und sich dann erst auf die exzentrischen Kontakte konzentrieren. Dadurch vermeidet man unnötige und umfangreiche Korrekturen bei exzentrischen Bewegungen.

Einschleifmaßnahmen in retraler Kontaktposition verlangen unter Umständen wiederholte Kontrollen und damit verbundenes wiederholtes Einschleifen, um eine ausreichende okklusale Stabilität zu erzielen. Bei jeder Korrektur entstehen neue Vorkontakte, die wiederum schrittweise beseitigt werden müssen. Bei exzentrischen Kontakten ist entsprechend vorzugehen. Das Aufdecken und die nachfolgende Korrektur sind nicht an ein bestimmtes Vorgehensmuster gebunden, sondern müssen stets – unter Umständen mehrmals – wiederholt werden, bis man zum gewünschten Ergebnis kommt.

Um diese Maßnahmen zu vereinfachen, sollte man sich an farbig kodierte Schritte gewöhnen.

Das nächste Kapitel beschäftigt sich deshalb ausschließlich mit intermaxillären Kontaktbeziehungen.

Wie schon in Kapitel 5 erwähnt wurde, ist es nicht ungewöhnlich, wenn Patienten unter chronischen funktionellen Erkrankungen des Kauorgans leiden. Da es schwierig ist, bei solchen Störungen die intermaxillären Beziehungen genau in den Artikulator zu übernehmen, sollte zunächst eine symptomatische Entspannungstherapie erfolgen. Am häufigsten wird dazu die Aufbißschiene verwandt. Dieses intraorale Gerät aus transparentem, hartem Kunststoff wird normalerweise im Oberkiefer eingegliedert (Abb. 6-1) und hat sich als schnell wirkendes Mittel zur Muskelrelaxation bewährt.

Manchmal kommen Patienten mit Okklusalstörungen in die Praxis; ihnen kann unter Umständen mittels provisorischer okklusaler Korrekturen geholfen werden. Dieses Vorgehen, bei dem die gröbsten Interferenzen, insbesondere auf der Mediotrusionssei-

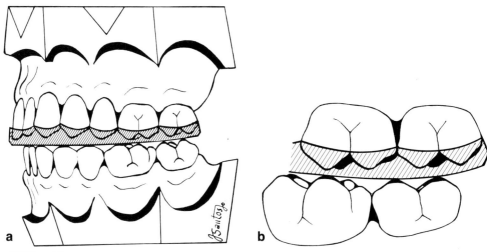

Abbildung 6-1:
Aufbißschiene.
a) Die Schiene in situ bewirkt eine Erhöhung der vertikalen Dimension;
b) Vergrößerung der Kontaktfläche der unteren Stützhöcker mit der flachen Ebene der Schiene

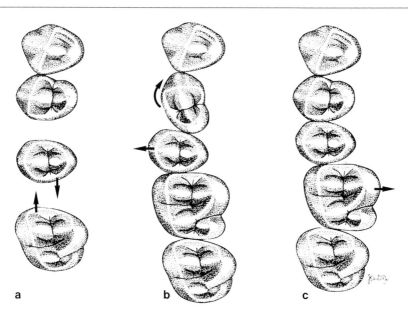

Abbildung 6-2:
Zahnwanderung nach Zahnverlust.
a) Distale und mesiale Zahnwanderung;
b) Zahnrotation und Bukkalwanderung;
c) Lingualwanderung

te, entfernt werden, hat seine Vorteile und bereitet den Patienten für den nächsten Besuch vor. Vorsicht ist jedoch geboten, wenn ein erheblicher Vorkontakt im Molarenbereich auf der Mediotrusionsseite vorliegt. Hier ist möglicherweise durch Einschleifmaßnahmen ein umfangreicher Substanzverlust zu befürchten.

Berücksichtigt man die Ziele für eine okklusale Analyse, so gibt es noch einige weitere bedeutende Faktoren, die für die Ätiologie und Genese von Dysfunktionen im Kauorgan von großer Bedeutung sind.

6.1
Fehlende Zähne

Fehlende Zähne und zahnlose Kieferabschnitte müssen bei der Frage nach dem Vorliegen von Funktionsstörungen im Kauorgan berücksichtigt werden (Abb. 6-2). Ein klassisches Beispiel ist die Extraktion des ersten unteren Molaren und der daraus resultierende Einfluß auf das okklusale Gleichgewicht. Zu den Nebenwirkungen zählen: mesiolinguale Kippung des zweiten und dritten Molaren desselben Quadranten, Elongation des antagonistischen ersten oberen Molaren, Tiefbiß im Frontsegment, Öffnung der Approximalräume im Unterkiefer-Prämolarenbereich (insbesondere bei Patienten mit tiefem Überbiß – siehe Abb. 6-3). Der bekann-

te „Zusammenbruch der Okklusion" kann auch die Folge eines frühzeitigen Verlustes des ersten Prämolaren sein.

Es ist möglich, daß der Verlust eines Molaren eine Reaktion an einem ganz anderen Ort im Zahnbogen hervorruft. Diese Auswirkungen werden als „Thielemannsches Diagonalgesetz" beschrieben: „Falls Interferenzen als Folge von Elongation, Zahnwanderung oder Zahnfleischkapuzen auf den Weisheitszähnen in der Lage sind, funktionelle Bewegungen des Unterkiefers einzuschränken, werden an einem Zahn, der anterior und diagonal der Interferenz liegt, Parodontalprobleme, Elongation und Lockerung hervorgerufen." In diesen Fällen wird ein eingeschränktes Kaumuster entwickelt, das dann zusammen mit dem Fehlen von ausreichenden zentrischen Stops, insbesondere im Bereich der oberen Schneidezähne, zu Elongation und Zahnlockerung führt.

Eine weitere Ursache für okklusales Ungleichgewicht ist ein umfangreicher Verlust von Seitenzähnen; hierbei kommt es leicht zu einer Verringerung der Vertikaldimension. Dies kann einen Tiefbiß zur Folge haben. Nicht selten führt dies zu einem traumatischen Einbiß der unteren Inzisivi in die palatinale Gaumenschleimhaut (Abb. 6-4).

Abbildung 6-3:
Zahnwanderung nach Verlust des unteren Sechsjahr-Molaren

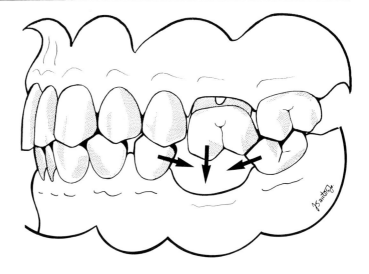

Abbildung 6-4:
Ausgeprägter Tiefbiß mit traumatischem Einbiß in die Gaumenschleimhaut als Folge eines umfangreichen Zahnverlust im Seitenzahnbereich

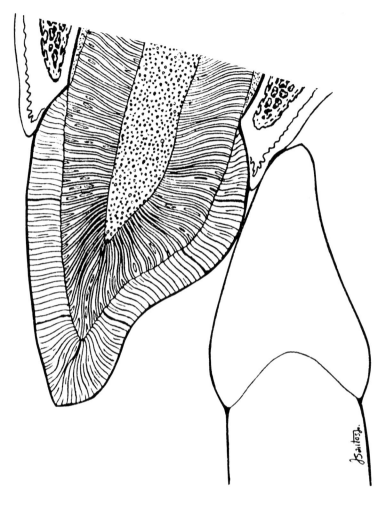

6.2
Okklusale Frühkontakte und Interferenzen

Unabhängig der Lokalisation von Vorkontakten oder Interferenzen sind die häufigsten Veränderungen eine Zunahme des Muskeltonus, asynchrone Muskelfunktion und Überbelastung einzelner oder mehrerer Kaueinheiten.

Fehlgestaltete Kauflächen, selbst wenn es sich nur um eine einzige handelt, können das Gesamtgleichgewicht des Kauapparates stören. Charakteristisch ist, daß sich diese Situation mit der Zeit verschlimmert. Wie in einer Kettenreaktion werden nach und nach alle Okklusalflächen einbezogen, wobei Spasmen und Schmerz-Dysfunktion-Symptome auftreten. Wird eine Korrektur nicht umgehend eingeleitet, ist eine spätere Behandlung sehr schwierig.

6.3
Okklusale Veränderungen

Vertikaler und horizontaler Überbiß sind abhängig von der Entwicklung der Okklusionseinstellung und Funktion. Die Ausprägung des vertikalen Überbisses ist abhängig von den funktionellen Bewegungen des Unterkiefers, dem Grad der Extrusion der Schneidezähne und anderen Faktoren. Eine ausgeprägte sagittale Stufe kann durch Entwicklungsstörungen bei der Knochenbildung, die ein Verschieben des Oberkiefers verursa-

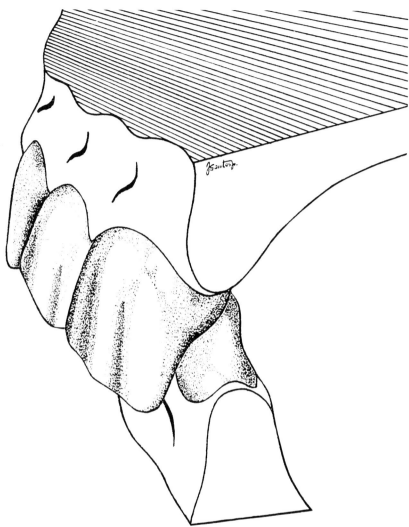

Abbildung 6-5:
Tiefbiß als möglicher Auslösefaktor für eine traumatische Okklusion, ausgehend von den Frontzähnen

chen, durch Unterentwicklung des Unterkiefers, durch labialen Kippstand der oberen Frontzähne oder lingualen Kippstand der unteren Frontzähne und andere Fehlentwicklungen verursacht werden.

Ein vertiefter vertikaler Überbiß im permanenten Gebiß ist meist auf eine veränderte Durchbruchsreihenfolge der Eckzähne und Prämolaren zurückzuführen. Der physiologische Durchbruch beginnt im Unterkiefer mit den Eckzähnen; ihnen folgen die Prämolaren. Im Oberkiefer dagegen brechen zuerst die ersten Prämolaren, dann die Eckzähne

und schließlich die zweiten Prämolaren durch. Der Tiefbiß kann aber auch sekundär nach Verlust der vertikalen Dimension mit nachfolgender Kippung der oberen und unteren Schneidezähne auf Grund fehlender zentrischer Stops entstehen (Abb. 6-5).

Obwohl eine exakte Ursachenforschung sehr schwierig ist, liegt der Grund wohl in einer kindlichen Kaumuskelschwäche, die dafür gesorgt hat, daß während des Zahndurchbruchs eine Übereruption von Zähnen im posterioren Zahnsegment stattfinden konnte (Abb. 6-6). Diese Fehlentwicklung kann

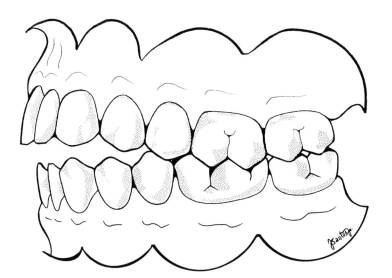

Abbildung 6-6:
Frontal offener Biß

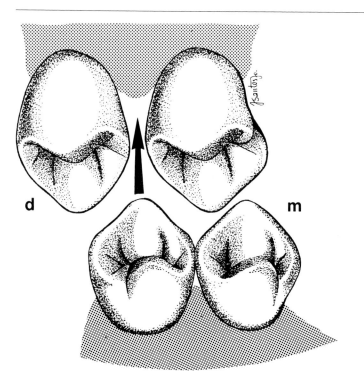

Abbildung 6-7:
Morphologisch ungünstige Stampfhöcker im Bereich antagonistischer Approximalräume.
d distal; m mesial

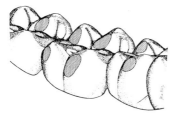

Abbildung 6-8:
Typische Schliffacetten als Folge einer funktionellen Laterotrusionsaktivität im Bereich der Unterkiefermolaren

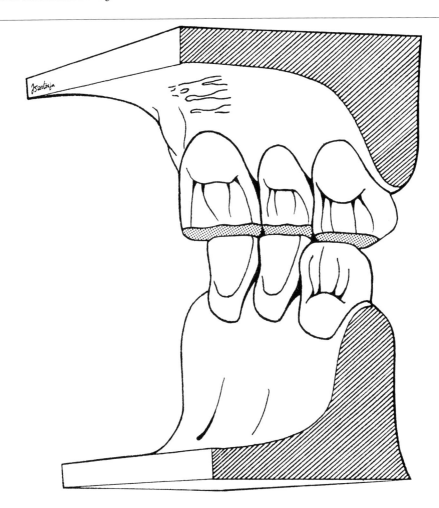

Abbildung 6-9:
Typische Abrasionsfacetten an den Front- und Eckzähnen auf Grund parafunktioneller Bewegungen in beiden Kiefern. Häufig bei Bruxismus zu beobachten.

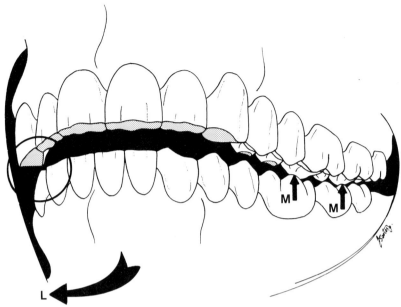

Abbildung 6-10:
Darstellung einer Rechtslateralbewegung (L) mit ausgeprägten Schliffacetten durch Bruxismus. *Eingekreist:* Beachte das Fehlen eines Kontaktes zwischen den Eckzähnen (Verlust der Front-Eckzahnführung) und die daraus entstandene unilateral balancierte Okklusion (M)

aber auch als Resultat von Entwicklungsstörungen während der kranio-fazialen Wachstumsphase des Patienten angesehen werden.

Für manchen Patienten bildet das konstante Vorschieben des Unterkiefers offenkundig eine angenehme Position, so daß etwaige okklusale Veränderungen hauptsächlich im Frontzahnbereich zu finden sind. In diesem Fall weisen die Schneidezähne erhebliche Abrasionsspuren, labiale Kippung und Verlust der Approximalkontakte auf.

Veränderungen der Interdentalbeziehungen im Rahmen einer lateroprotrusiven Bewegung während des Kauens führen häufig zu einem unilateralen Kreuzbiß. Das wichtigste Charakteristikum dieses Bewegungsmusters ist eine ausgeprägte Abrasion der Okklusalflächen im aktiven Zahnbogen mit einer Tendenz zum frontal offenen Biß.

6.4
Morphologisch ungünstige Stampfhöcker

Diese Stampfhöcker wirken in der Hauptsache als Keile und öffnen somit den Interdentalraum zweier benachbarter Zähne. Der Keileffekt ist um so ausgeprägter, je weniger Randleisten auf den Antagonisten vorhanden sind (Abb. 6-7).

6.5
Einschränkungen der Unterkieferbeweglichkeit

Bei Kiefergelenkdysfunktion und Kaumuskelsymptomen (insbesondere Myospasmen) zeigt das klinische Bild überwiegend eine schmerzhafte Limitation der Unterkieferbewegungen. Über akute Schmerzen wird in schweren Fällen sowohl bei aktiven als auch bei passiven Bewegungen geklagt. Eine ausgeprägte Schmerzsensation ergibt sich bei der Palpation des Kiefergelenks und der Kaumuskulatur. Treten die Beschwerden einseitig auf, weicht der Unterkiefer zur erkrankten Seite ab.

6.6
Schliffacetten

Bei normalem Gebrauch des Kauorgans entstehen Schliffacetten auf der Schmelzoberflä-

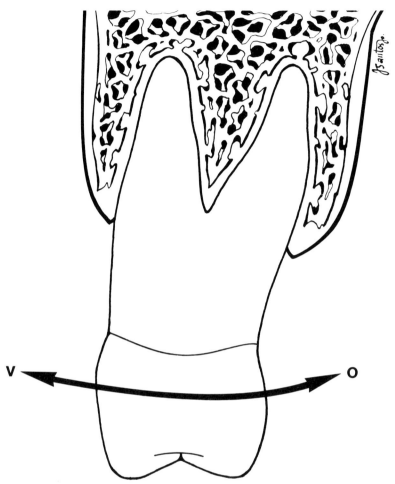

Abbildung 6-11:
Erhöhte Zahnbeweglichkeit als Folge eines umfangreichen Parodontalabbaus. v vestibulär; o oral

che der Zähne. Diese Facetten belegen, daß sich die Zähne während des Kauens berühren. Die Facetten, die sich auf den Abhängen der Laterotrusionsseite bilden, finden sich auf den antagonistischen Flächen und beweisen eine gewisse Harmonie der räumlichen Orientierung (Abb. 6-8). Durch parafunktionelle „habits" (Angewohnheiten), wie z. B. Bruxismus, bilden sich jedoch nach einer gewissen Zeit typische Facetten aus. Am häufigsten findet man sie an den Spitzen der oberen Eckzähne. Je nach Ausprägung der Angewohnheiten werden diese Spitzen abradiert, so daß ein Plateau entsteht: Die eigentliche Führungsfläche geht dabei verloren. Selten kommt es, bei ausgeprägtem

Bruxismus, zu einer extensiven Abkauung der Inzisivi (Abb. 6-9) und Seitenzähne.

Wie schon vorher erwähnt, knirscht der Patient bei aggressivem Bruxismus seine Frontzähne herunter. Diese erhebliche Reduktion von Zahnhartsubstanz führt schließlich zum Verlust der Front-Eckzahnführung. Ersatzweise entwickelt sich bei Lateralbewegungen des Unterkiefers eine Führung auf Seitenzähnen (Mediotrusionskontakte; Abb. 6-10). Der Bruxismus zeichnet sich in solchen Fällen durch ein ausgeprägtes Pressen aus, das überwiegend während des Schlafens auftritt. Der Patient versucht während parafunktioneller Bewegungen eine „Schlüssel-Schloß-Stellung" seiner Schliffacetten, insbe-

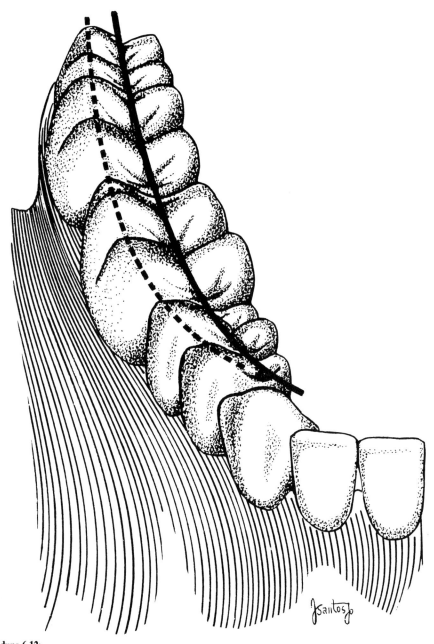

Abbildung 6-12:
Bei einer regelrechten Anordnung der Zähne befinden sich die mesio-distalen Fissuren und die Höckerspitzen der Stützhöcker auf einer Linie

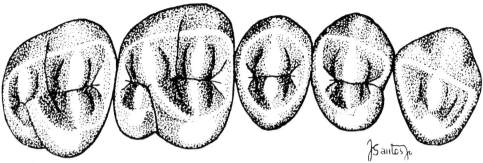

Abbildung 6-13:
Bei regelrechter Anordnung des Zahnbogens erkennt man die Einziehungen in den Approximalräumen und die Approximalkontakte.

sondere im Bereich der Eckzähne, zu erreichen. Diese Versuche erfordern erhebliche Muskelkraft und verursachen eine Verschwenkung des Unterkiefers; beides führt im Rahmen eines Feedback zu weiterem Bruxieren. Deshalb ist es wichtig, eine solche Situation während einer Okklusionsanalyse zu erkennen, um entsprechende Maßnahmen einleiten zu können.

6.7
Okklusionstrauma

Erhöhte Zahnbeweglichkeit, Knochenabbau und parodontale Destruktion sind die klinischen Zeichen von traumatisierender Okklusion. Diese Veränderungen können leicht anhand von Bißflügelaufnahmen in Verbindung mit Zahnhypermobilität diagnostiziert werden (Abb. 6-11); parodontale Mitbeteiligung ergibt sich aus dem klinischen Bild. Obwohl die Ursachenkette zwischen Okklusionstraumen und parodontalen Prozessen nicht vollständig aufgeklärt ist, gehören parodontale Abszesse, Knochenabbau, ,,okklusale habits'', Malokklusion, Zahnverlust, Einkeilung von Speisebrei, zentrische Vorkontakte, okklusale Interferenzen und defekte Restaurationen zu den am häufigsten anzutreffenden Symptomen.

6.8
Planung einer idealen Okklusion

Normale Okklusionsverhältnisse liegen dann vor, wenn Beschwerden oder Krankheiten fehlen und eine gute physiologische Anpassung beobachtet werden kann. Bei der okklusalen Analyse sollte man sich in solchen Fällen nicht nur auf die Ästhetik und Ausrichtung der Zahnbögen konzentrieren (Abb. 6-12 und 6-13), da diese Faktoren keinen direkten Einfluß auf die Effektivität des Kauorgans haben. Liegen normale Okklusionsverhältnisse vor, sollte der Behandler vor allen Dingen auf den Erhalt des Okklusionsgleichgewichts achten. In manchen Fällen sind jegliche Eingriffe unangebracht, z. B. Korrekturen bei geschachtelt stehenden Zähnen. Statt dessen sollte man bei einer normalen Okklusion die Situation ,,so belassen, wie sie ist''.

Stellt der Behandler jedoch während der Okklusionsanalyse ein funktionelles Ungleichgewicht im Kauorgan fest, so sollte er sich seiner Verantwortung bei der Festlegung eines neuen Artikulationsmusters bewußt sein. In diesem Fall müssen sich alle Anstrengungen auf die Herstellung einer optimalen Okklusion richten. Das Erreichen dieses Zieles ist in großem Maße von der Fähigkeit des Behandlers abhängig, ein ästhetisch und funktionell akzeptables Ergebnis zu erreichen, ohne die Adaptationsbreite seines Patienten auszuschöpfen. Dabei sind zwei Bedingungen von größter Bedeutung:
– stabile intermaxilläre Beziehungen in funktionellen Grenzen, besonders aber in retraler Kontaktposition
– unlimitierte und interferenzfreie Unterkieferbewegungen.

7
Okklusale Kontakte

Die Artikulationsbewegungen antagonistischer Flächen umfassen einen großen funktionellen Bereich. Es ist daher wichtig, profunde Kenntnisse über die Anatomie jedes Zahnes, der Art der Interkuspidation, dem Vorhandensein von Lücken (durch Zahnverlust) und der Lokalisation der okklusalen Stops zu besitzen. Dieses Kapitel möchte daher einen Weg aufweisen, die Lage der okklusalen Stops, die während der verschiedenen funktionellen intermaxillären Beziehungen entstehen können, zu erkennen und sich einzuprägen.

7.1
Okklusale Beziehungen in terminaler Scharnierachsenposition

7.1.1
Erste Kontakte in terminaler Scharnierachsenposition und Gleiten
Die Zahn-zu-Zahn-Beziehung (Abb. 7-1) in terminaler Scharnierachsenposition ist für die Gleitfunktion wichtiger als für das Kauen. Sie wird während des Schluckaktes eingenommen. Einige Lateralbewegungen zwingen insbesondere den Laterotrusionskondylus in eine retrale Position. Dies tritt immer dann auf, wenn sich der Laterotrusionskondylus in seiner Gelenkpfanne dreht.

Wird der Unterkiefer in die terminale Scharnierachsenposition geführt, so weisen die Kondylen ihre höchste und rückwärtigste, nicht seitenverschobene Lage auf. Die Kontaktbeziehungen der Zähne stellen sich bei Klasse-I-Verzahnung auf den Stützhökkern dar. Dabei handelt es sich um die mesialen Abhänge der oberen und um die distalen Abhänge der unteren Seitenzähne. Alle Kontakte befinden sich innerhalb des Okklusalfeldes (Abb. 7-2) – gelegentlich auch auf den Randleisten. Bei der natürlichen Bezahnung ist es schwierig, Simultankontakte auf allen Zähnen in terminaler Scharnierachsenposition zu finden. Dies trifft insbesondere bei Malokklusion (z. B. Kreuzbiß; Abb. 7-3) zu.

Ein schwacher Kontakt in retraler Kontaktposition kann nur auf einem Höckerabhang auftreten. Liegt eine Dysfunktion des Kausystems vor, so können schon wenige Kontakte in retraler Kontaktposition die Okklusion potentiell destabilisieren. So führen z. B. Zahnlücken zur Kippung und Elongation der Restzähne, was mit einer Veränderung der Okklusionsebene und Interferenzen in terminaler Scharnierachsenposition einhergeht.

Vorzeitige Kontakte können auf beiden Seiten der Zahnbögen auftreten, am häufigsten sind sie jedoch nur einseitig zu finden. Aber Vorkontakte in terminaler Scharnierachsenposition sind nicht der einzige Faktor. Die natürliche Asymmetrie des Unterkiefers begünstigt das Auftreten von Frühkontakten, wobei die seitliche Abweichung des Unterkiefers während der Führung in die terminale Lage dafür verantwortlich ist. Falls der Unterkiefer, insbesondere im Bereich der aufsteigenden Äste, eine Asymmetrie aufweist, können beide Kondylen nicht gleichmäßig ausgerichtet werden, so daß eine massive Abweichung des Unterkiefers zu erwarten ist (Abb. 7-4).

Die Lage der Stops in terminaler Scharnierachsenposition ist auch abhängig von der Form des Zahnbogens. Kiefer mit einer rechteckigen Form (Abb. 7-5) begünstigen gleichmäßige Stops im Bereich der Molaren und Prämolaren. Bei ovaler Zahnbogenform (Abb. 7-6) finden sich hingegen die Stops in Höhe der Prämolaren. Auf den palatinalen Höckern der oberen Seitenzähne und den bukkalen Höckern der unteren Seitenzähne liegen bei dreieckigem Zahnbogen die Stops nahe der Höckerspitzen (Abb. 7-7). Natürlich gibt es Kombinationen dieser Zahnbogenform, wie z. B. ein oberer ovaler und ein unterer dreieckiger Bogen. Die Variationsbreite ist sehr groß.

Befindet sich der Unterkiefer in terminaler Scharnierachsenposition, besteht keine stabile okklusale Kontaktbeziehung. Bei An-

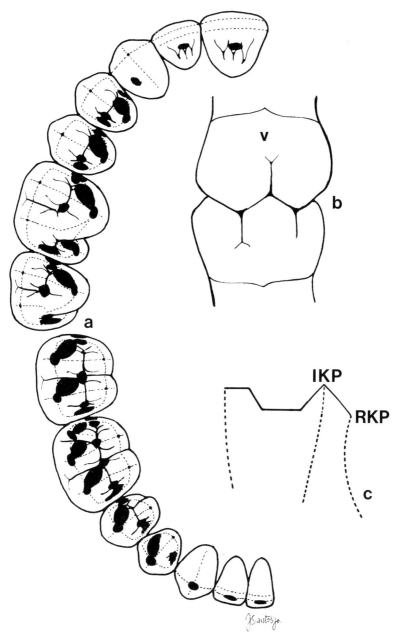

Abbildung 7-1:
Kontaktbeziehungen der Zähne in Zentrik.
a) Okklusale Ansicht einer Zahn-zu-Zahn-Beziehung zweier rechter Quadranten in Zentrik
b) Bukkale Ansicht der Interkuspidation antagonistischer Molaren
c) Ausschnitt des Posselt-Diagramms, der am Gleiten in die Zentrik beteiligt ist (IKP und RKP)

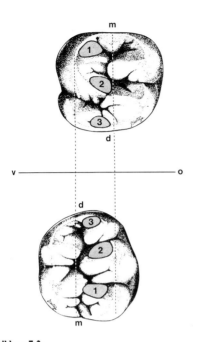

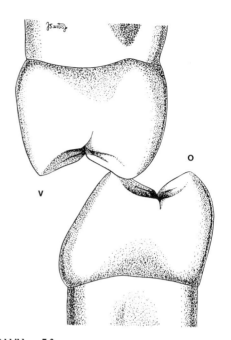

Abbildung 7-2:
Stops in terminaler Scharnierachsenposition auf antagonistischen Molaren.
1 bis 3 Kontakte auf korrespondierenden Abhängen;
m mesial; d distal; v vestibulär; o oral

Abbildung 7-3:
Antagonistische Prämolaren im Kreuzbiß.
v vestibulär; o oral

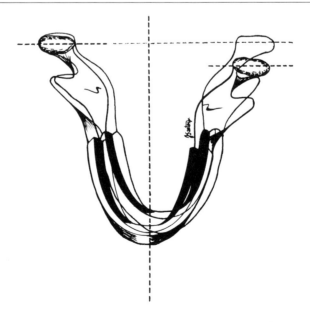

Abbildung 7-4:
Asymmetrie des Unterkiefers und die Auswirkungen auf die Kondylenposition in terminaler Scharnierachsenposition
und die Zahnkontakte

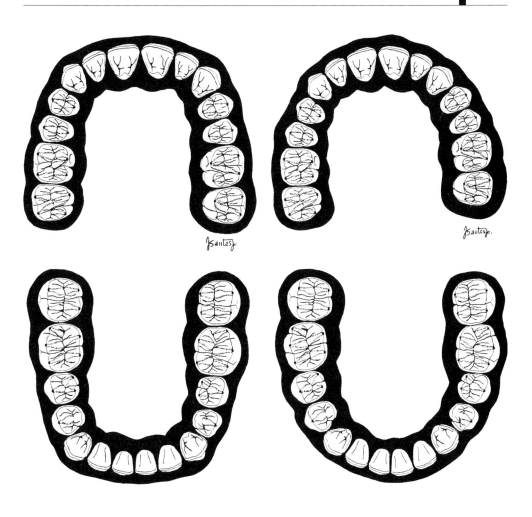

Abbildung 7-5:
Rechteckige Zahnbögen

Abbildung 7-6:
Ovale Zahnbögen

spannung der Kaumuskulatur gleitet der Unterkiefer nach oben und vorne in die maximale Interkuspidation. Es handelt sich hierbei um eine Gleitbewegung auf den Höckerabhängen; es entsteht eine Bahn, die mittels Artikulationsfolie sichtbar gemacht werden kann (Abb. 7-8).

7.1.2
Stops in habitueller Interkuspidation
Bei optimaler Ausrichtung der Zahnbögen ruhen die Spitzen der funktionellen Höcker entweder in der Tiefe der Fissuren der Antagonisten (Höcker-Fossa-Beziehung) oder auf den Randleisten (Höcker-Randleisten-Beziehung; Abb. 7-9). Für die intermaxilläre Beziehung ist diese Position von großer Wichtigkeit, da mit ihr die Schließbewegung beendet wird. Sie legt auch die vertikale Dimension fest.

Treffen gegenüberliegende Zähne in Interkuspidation aufeinander, so bezeichnet man dies als ,,habituelle Interkuspidation'', ,,habituelle Okklusion'' oder als ,,maximale Interkuspidation''. Normalerweise finden sich die zentrischen Stops auf den Stützhöckern, den Randleisten und den Tuberkula der Frontzähne. Im Oberkiefer werden die

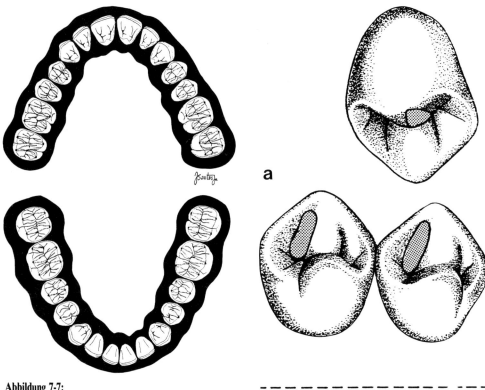

a

Abbildung 7-7:
Dreieckige Zahnbögen

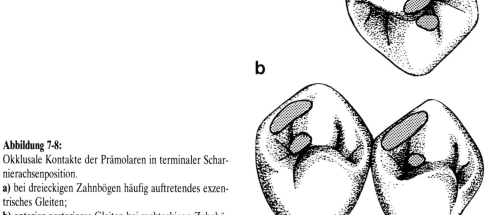

b

Abbildung 7-8:
Okklusale Kontakte der Prämolaren in terminaler Scharnierachsenposition.
a) bei dreieckigen Zahnbögen häufig auftretendes exzentrisches Gleiten;
b) anterior-posteriores Gleiten bei rechteckigen Zahnbögen

palatinalen und im Unterkiefer die bukkalen Höcker als Stütz- oder Stampfhöcker bezeichnet (Abb. 7-10). Man kann auch auf den Scherhöckern Stops in maximaler Interkuspidation erkennen (Abb. 7-11). Die Bandbreite der verschiedenen Möglichkeiten ist groß, man sollte jedoch immer darauf achten, daß ein okklusaler Kontakt zwischen den Höckerspitzen und der Fossa (Abb. 7-12) bzw. den Höckerabhängen (Abb. 7-13) zustande kommt. Die letztgenannten Aspekte sind deshalb so wichtig, weil eine Kontaktbeziehung zwischen zwei schiefen Ebe-

nen weniger stabil ist als zwischen zwei flachen.

Ein für die okklusale Stabilität wichtiger Faktor ist die Anzahl der Stops. Es gibt keine klinischen Werte für eine Mindestanzahl; um eine ausreichende Stabilität zu erhalten, sollte jedoch ein Molar zwei oder drei Stops aufweisen. Daß sich Stops im Munde nicht unbedingt auf den Artikulator übertragen lassen, wurde bereits angesprochen.

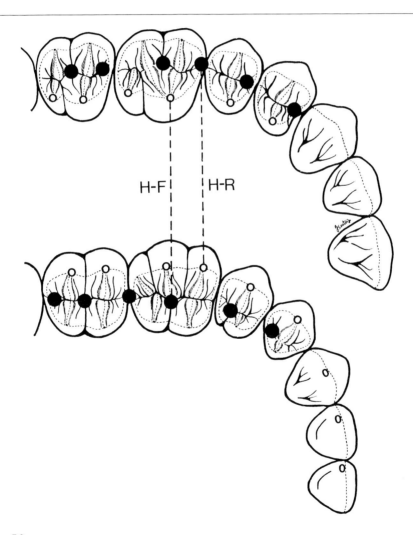

H-F H-R

Abbildung 7-9:
Okklusale Kontakte in habitueller Interkuspidation.
H-F Höckerspitzen-Fossa-Beziehung; H-R Höckerspitzen-Randleisten-Beziehung

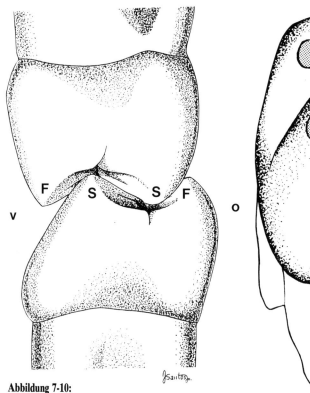

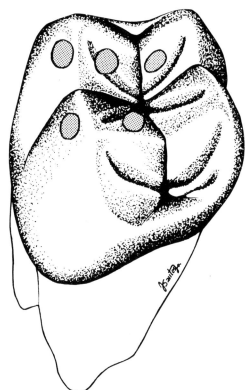

Abbildung 7-10:
Regelrechte interokklusale Beziehungen in habitueller Interkuspidation.
S Stützhöcker, F Führungshöcker

Abbildung 7-11:
Zentrische Stops auf den korrespondierenden Abhängen in habitueller Interkuspidation

7.2
Okklusale Beziehungen in exzentrischen Positionen

Es gibt drei wichtige Positionen bei exzentrischen Bewegungen des Unterkiefers: Laterotrusionsposition, Mediotrusionsposition und Protrusionsposition.

7.2.1
Laterotrusionskontakte (Abb. 7-14)

Auf der Laterotrusionsseite kann man, je nach funktioneller Führung, lange, kurze oder fehlende Gleitbahnen zwischen antagonistischen Abhängen erkennen. Besitzt ein Patient eine optimale Anordnung seiner Zahnreihen, sind folgende Höckerabhänge an dieser Exkursionsbewegung beteiligt: die mesialen Abhänge der Führungshöcker der oberen Seitenzähne und die distalen Abhänge der unteren Seitenzähne (wobei alle Stops innerhalb des Okklusalfeldes liegen); die mesialen Abhänge der Scherhöcker der oberen Seitenzähne und die distalen Abhänge der bukkalen Stützhöcker im Unterkiefer (diese Stops befinden sich außerhalb des Okklusalfeldes; s. Abb. 7-15). Während dieser Bewegungen gleitet der mesiale Anteil der Palatinalfläche des oberen Eckzahns gegen den distalen Anteil der Labialfläche des unteren Eckzahns, wobei sich beide Zähne auf der Seite befinden, zu der die Bewegung hinführt. Die Kontaktbeziehung der Eckzähne wurde deshalb gesondert vorgestellt, da diese Zähne bei den meisten Patienten für die Laterotrusion verantwortlich sind und während der Laterotrusionsbewegung als einzige Zähne in Kontakt stehen. Diese funktionelle Beziehung wird als ,,Eckzahn-Führung'' bezeichnet.

In manchen Fällen hat die Laterotrusion eine lateroprotrusive Komponente, was zu

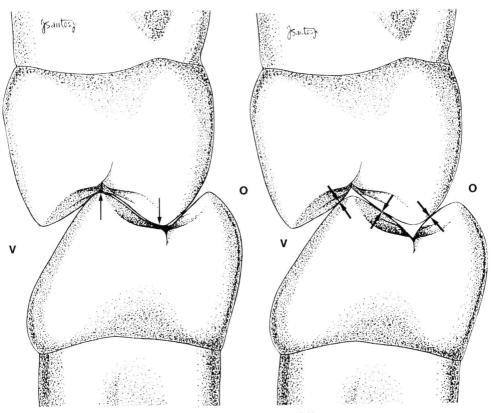

Abbildung 7-12:
Okklusale Abstützung in habitueller Interkuspidation im Bereich der Fossae

Abbildung 7-13:
Okklusale Abstützung in habitueller Interkuspidation zwischen antagonistischen Abhängen

ausgeprägten Gleitflächen im Bereich der Prämolaren führt (Abb. 7-16).

Am Ende dieser Bewegung befinden sich die Bukkalflächen der sich gegenüberliegenden Zähne in einer Ebene (Abb. 7-17). Die antagonistischen Höckerspitzen treffen jedoch nicht aufeinander, sondern gleiten durch den Interdentalraum oder die bukkolinguale Fissur des jeweiligen Antagonisten (Abb. 7-18). Die Spee-Kurve hat einen großen Einfluß auf den störungsfreien Ablauf dieser Bewegung. Höckerabhänge, die an dieser Führung beteiligt sind, müssen mit der Spee-Kurve übereinstimmen, um multiple Stops auf den Seitenzähnen zu erhalten (sog. Gruppenführung).

Der Winkel und die Krümmung der sagittalen Kondylenbahn der der Bewegung entgegengesetzten Seite (Mediotrusionsseite) bestimmen die räumliche Ausrichtung der Höckerabhänge der Laterotrusionsseite. Je steiler und gekrümmter die Kondylenbahn ist, desto mehr Sorgfalt muß bei der Gestaltung der Höckerabhänge der Laterotrusionsseite aufgewandt werden.

Bei älteren Menschen mit guter Bezahnung kann man gut die Schliffacetten auf den Laterotrusionsabhängen erkennen. Die langzeitige Benutzung der natürlichen Bezahnung scheint diese funktionelle Adaptation zu fördern. Die Facetten stehen, wenn der gleiche Quadrant eines Zahnbogens analysiert wird und sie an typischer Stelle gelegen sind, in räumlicher Harmonie zueinander.

Insbesondere bei Tiefbiß der Frontzähne kommt es oftmals zu einem Steilstand der Eckzähne. Dabei wird der Unterkiefer während Laterotrusionsbewegungen von den Eckzähnen so geführt, daß sich die Seitenzähne nicht berühren. Diese Art der Seiten-

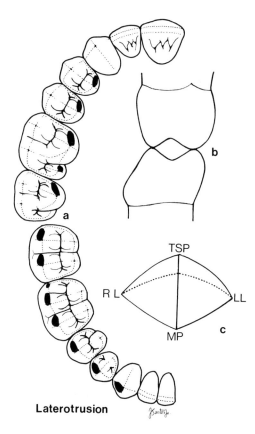

Laterotrusion

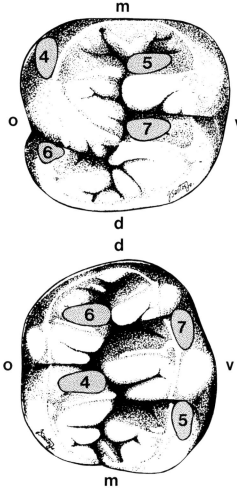

Abbildung 7-14:
Kontakte in Laterotrusion.
a) Okklusale Ansicht der bei der Laterotrusion beteiligten Abhänge antagonistischer Quadranten;
b) Frontalansicht;
c) Horizontalansicht.
TSP terminale Scharnierachsenposition; MP maximale Protrusion; RL Rechtslateralposition; LL Linkslateralposition

Abbildung 7-15:
Zahnkontakte antagonistischer erster Molaren auf der Laterotrusionsseite.
m mesial; d distal; v vestibulär; o oral; 4–7 Kontakte

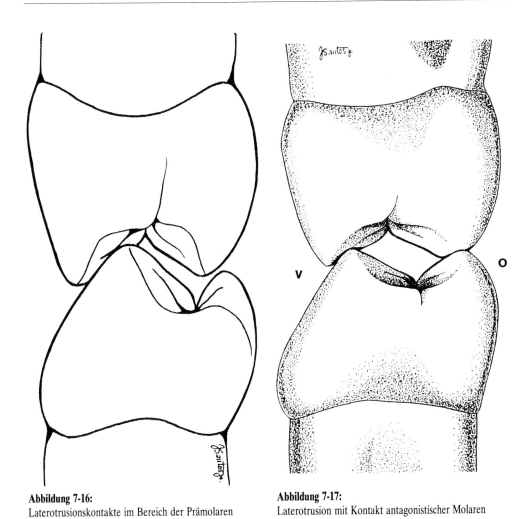

Abbildung 7-16:
Laterotrusionskontakte im Bereich der Prämolaren

Abbildung 7-17:
Laterotrusion mit Kontakt antagonistischer Molaren

zahndisklusion wurde besonders von D'AMICO untersucht, der sehr viel zum Konzept der eckzahngeführten Okklusion beigetragen hat.

7.2.2
Mediotrusionskontakte (Abb. 7-19)
Mediotrusionskontakte treten in der natürlichen Bezahnung sehr selten auf. Leichte Kontakte sind annehmbar. Führt der Unterkiefer eine Lateralbewegung zu einer Seite durch, bewegt sich der korrespondierende Balancequadrant des Unterkiefers nach medial in Richtung der Sagittalebene des Schädels. Am Ende der Bewegung stehen sich die Stützhöcker der Mediotrusionsseite gegenüber (Abb. 7-20).

Kontakte auf der Mediotrusionsseite finden sich auf den Abhängen der Stützhöcker der Seitenzähne (insbesondere der letzten Molaren; Abb. 7-21).

7.2.3
Protrusionskontakte
Während der mandibulären Protrusion sind in seltenen Fällen Kontakte im Seitenzahnbereich zu beobachten. Normalerweise führt die sagittale Kondylenbahnneigung zusammen mit der Frontzahnführung zu einer Disklusion der Seitenzähne (Christensen-Phänomen).

Abb. 7-22 zeigt den Ausnahmefall, bei dem es während dieser o. g. Bewegung zu Kontakten zwischen den Antagonisten

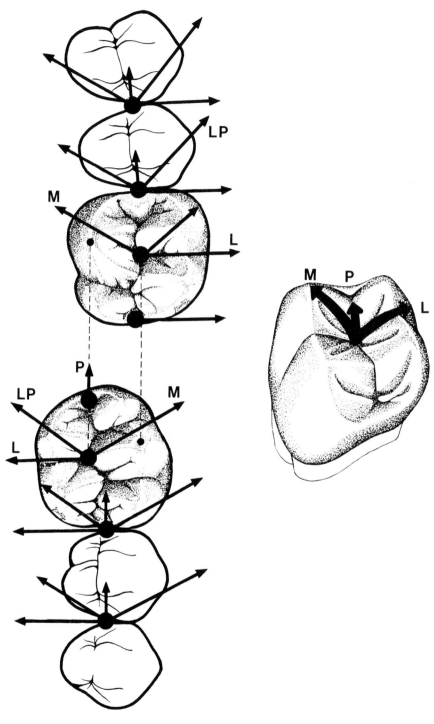

Abbildung 7-18:
Funktionelle Bewegungsbahnen antagonistischer Höcker.
M Mediotrusion; P Protrusion; L Laterotrusion; LP Lateroprotrusion

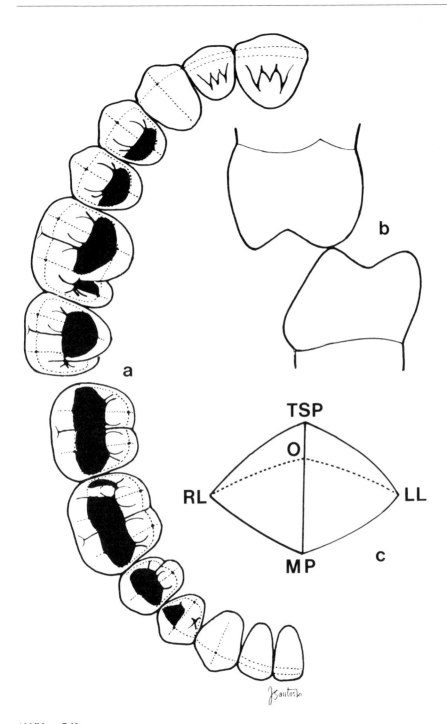

Abbildung 7-19:
Mediotrusionskontakte.
a) Höckerabhänge der rechten Quadranten, die an Mediotrusionsbewegungen beteiligt sind;
b) Frontalansicht;
c) Horizontalansicht mit festgelegter Linkslateral-Bewegung

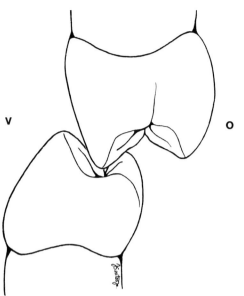

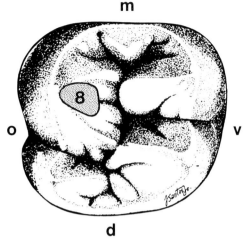

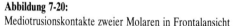

Abbildung 7-20:
Mediotrusionskontakte zweier Molaren in Frontalansicht

kommt. In einem solchen Fall finden sich Stops auf den distalen Abhängen der Scherhöcker des Oberkiefers und den mesialen Abhängen im Unterkiefer (alle Kontakte befinden sich innerhalb des Okklusalfeldes) und auf den distalen Abhängen der nach palatinal geneigten Abhänge der Stützhöcker im Oberkiefer und den nach bukkal gerichteten mesialen Abhängen der Stützhöcker im Unterkiefer (diesmal befinden sich die Kontakte außerhalb des Okklusalfeldes).

Man sollte nicht vergessen, daß die Protrusionsbewegung überwiegend zum Abbeißen der Speise eingesetzt wird. Die Schneidezahnkanten unterliegen deshalb einer erheblichen Abrasion während dieser funktionellen Bewegung.

Die oberen Eckzähne weisen eine Besonderheit auf; ihr distaler Anteil der Palatinalfläche dient als Führungsfläche. Während einer Protrusionsbewegung wird dieser Anteil des Stützhöckers des ersten unteren Prämolaren als Führungsfläche benutzt. Dieses Muster der protrusiven Führung muß bei rekonstruktiven Maßnahmen berücksichtigt werden.

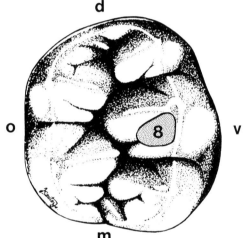

Abbildung 7-21:
Mediotrusionskontakte antagonistischer Molaren.
m mesial; d distal; v vestibulär; o oral; 8 Mediotrusionskontakt

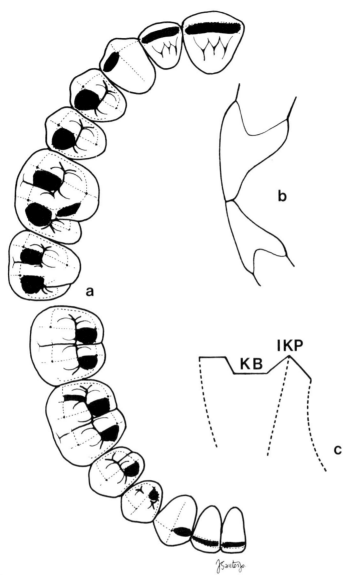

Abbildung 7-22:
Protrusionskontakte.
a) Höckerabhänge der rechten Quadranten, die an Protrusionsbewegungen beteiligt sind;
b) Kopfbißstellung in der Sagittalen;
c) Bewegungsablauf im Posselt-Diagramm, beginnend in habitueller Interkuspidation (IKP) bis zur Kopfbißstellung (KB)

8
Okklusale Veränderungen der natürlichen Bezahnung

Bevor man sich mit den Zielen und Prinzipien des Einschleifens auseinandersetzen kann, sollte geklärt werden, worin der Unterschied zwischen Normokklusion und idealer Okklusion besteht.

Der Ausdruck ,,Normokklusion'' impliziert eine Okklusion ohne irgendwelche pathologischen Veränderungen. Dabei sollte hervorgehoben werden, daß Ausrichtung und Anordnung der Zahnbögen und Zähne nichts mit den Normbedingungen zu tun haben. Selbst Fälle mit ausgeprägter Malokklusion sind biologisch akzeptabel, solange das Kauorgan effizient arbeitet und symptomfrei bleibt. Die klinische Erfahrung zeigt, daß in diesen Fällen eine Veränderung nicht tunlich ist. Beim Fehlen von Beschwerden sind prophylaktische bzw. korrigierende Maßnahmen, im Sinne einer okklusalen Veränderung, kontraindiziert.

Auf der anderen Seite beschreibt der Ausdruck ,,Idealokklusion'' eine Situation, die durch den Zahnarzt geschaffen wurde, noch bevor okklusale Einschleifmaßnahmen notwendig werden sollten. Diese Art der Okklusion wird normalerweise nicht angetroffen und kann Patienten mit einer Normokklusion nicht aufgezwungen werden. Unter Berücksichtigung dieser Tatsache ist es notwendig, eine ideal äquilibrierte Okklusion zu definieren. Falls eine funktionelle Okklusion entsprechend den Konzepten einer Freedom-in-centric aufgebaut werden soll, wären die Forderungen:
– Freedom-in-centric (Freiheit in Zentrik)
– Okklusale Stabilität zwischen habitueller Interkuspidation und terminaler Scharnierachsenposition
– Fehlen von Interferenzen bei exzentrischen Bewegungen.
Ein weiterer wichtiger Punkt ist die Festlegung der minimalen Adaptationsbereitschaft. Diese Abschätzung erfordert eine große klinische Erfahrung, da die Behandlung häufig nicht immer ein dauerhaft befriedigendes Ergebnis zeitigt. Man muß stets annehmen, daß

eine Rehabilitation auch gleichzeitig eine Veränderung des Unterkieferbewegungsmusters hervorruft. Da das Kiefergelenk ein Gelenk ist, welches auf Dauer nicht zur Aufnahme von Druckkräften konzipiert ist, übernehmen die Zähne eine Schutzfunktion innerhalb dieses Systems. Deshalb sind okklusale Rehabilitationsmaßnahmen zur Wiederherstellung des artikulären Gleichgewichts kompliziert und zeitaufwendig.

8.1
Ziele der okklusalen Veränderung

Die Genauigkeit, die bei Rehabilitationsmaßnahmen notwendig ist, bewegt sich in einer Größenordnung, die kleiner ist als ein Zehntel Millimeter. Folien in einer Stärke zwischen 8 und 20 Mikrometer (μm) können ohne Schwierigkeiten zwischen den Zahnreihen gespürt werden, da in dieser Größenordnung die Sensibilitätsschwelle des Kauorgans bereits überschritten wird. Ungenauigkeiten von 2 μm, die klinisch nicht erkannt werden können, rufen unter Umständen afferente Impulse aus den Parodontien hervor, die offensichtliches Unbehagen auslösen können. Da jedes Mißverhältnis zwischen Kraft und Widerstand in einem gegebenen System zu einem Trauma führen kann, bewirkt jeder Vorkontakt oder jede Interferenz eine Druckrezeption. Jeder Anstieg der Okklusallast führt zu einer elastischen Deformierung des Alveolarknochens. Bleibt diese bestehen, so kommt es zu einem entzündlichen Prozeß als Resultat eines okklusalen Traumas. Dieser Prozeß kann auch bei gesunden parodontalen Verhältnissen ablaufen. Darüber hinaus kann ein ausgeprägter Vorkontakt die fusimotorische Aktivität des neuromuskulären Systems stören mit der Folge eines asynchronen Bewegungsablaufes in der Kaumuskulatur.

Traumen werden jedoch nicht nur durch Okklusionsstörungen verursacht, sondern auch durch einen ,,Mißbrauch'' der Zähne;

hierbei spielt die Psyche eine wichtige Rolle. Obwohl ein gewisses Ausmaß an funktioneller Zahnabrasion zum Bestand der zentrischen Stops notwendig ist, führt jedes Übermaß zur ,,parafunktionellen Aktivität". Innerhalb von 24 Stunden besteht durchschnittlich nur während 20 Minuten Zahnkontakt. Jede Verschiebung dieser Relation ist schädlich. Die habituelle Interkuspidation ist keine vollständig unveränderliche Position, sondern eine dynamische. Das heißt, daß die Kaukraft einen großen Einfluß auf diese Position ausübt, jede Veränderung von Frequenz und Häufigkeit kann zu parafunktionellem Geschehen führen. Unter diesem Aspekt spielt der Bruxismus eine besonders wichtige Rolle.

Entsprechend den obigen Überlegungen kann man einige Ziele abstecken, die mittels okklusaler Veränderungen angestrebt werden sollten:

– Verbesserung der funktionellen Beziehungen der Zahnreihen, wobei die parodontalen Strukturen und der physiologische Abrieb der Kauflächen gleichmäßig stimuliert werden sollen. Ein adäquater funktioneller, korrekter Stimulus ist während der Entwicklung und der dauernden Aufrechterhaltung der Funktion des Kauorgans von höchster Wichtigkeit. Nur unter diesem Aspekt werden Leistungsfähigkeit und Widerstandskraft gegen Läsionen geschaffen.

– Ausschaltung von okklusalen Traumen und der sie begleitenden Symptome. Dies kann nicht bedeuten, daß Einschleifmaßnahmen alle traumatisierenden Effekte beseitigen können; es bedeutet vielmehr, daß in schweren Fällen zusätzliche parodontale, kieferorthopädische, prothetische oder sogar kieferchirurgische Maßnahmen notwendig werden können. Zusätzlich kann sich die Notwendigkeit von Schienungsmaßnahmen von Zahngruppen ergeben. In Fällen von fortgeschrittener parodontaler Zerstörung mit der Beteiligung von Bi- oder Trifurkationen kann die Extraktion die Therapie der Wahl sein. In jedem Fall ist das Vorhandensein von Okklusaltraumen ein Beleg für den Verlust an neuromuskulärer Koordination, deren Wiederherstellung durch Schaffung eines artikulären Gleichgewichts angestrebt werden

muß. Deshalb können Einschleifmaßnahmen bei der Traumakontrolle wichtig sein.

– Im Vorfeld oder nach Beendigung von restaurativen Maßnahmen ist die Wiederherstellung eines idealen Okklusionsmusters günstig. Falls eine Neuprogrammierung ohnehin notwendig ist, besteht manchmal die Möglichkeit, die Spee-Kurve oder die inzisale Führung zu verändern. Hat der Patient jedoch einen Großteil seiner parodontalen Abstützung bereits verloren, werden die okklusalen Beziehungen mit Fortschreiten der Erkrankung immer instabiler. In solchen Fällen ist es notwendig, während der Vorbehandlungsphase stabile okklusale Verhältnisse zu schaffen.

– Anpassungen von Form und Kontur der Zähne sollen so erfolgen, daß sich daraus ein Maximum an Kaueffizienz und Parodontalprophylaxe ergibt. Form und Kontur der Zähne sind so zu gestalten, daß sie mit maximaler Kaueffizienz vereinbar sind und die Gingiva schützen. Mittels einer solchen Versorgung kann Speiseimpaktation vermieden werden.

– Bei Bruxismus-Patienten gelten okklusale Vorkontakte und schwere Interferenzen zusammen mit einem erhöhten Muskeltonus als Trigger-Faktoren. Daher stellt die Herabsetzung des Muskeltonus durch Einschleifmaßnahmen die Methode der Wahl dar; es ist der Versuch, die Kaukraft auf eine größere Anzahl von Zähnen zu verteilen, anstatt sie auf zwei Antagonisten zu beschränken. Obwohl es durch selektives Einschleifen inzwischen möglich ist, Bruxismus zu einem weniger schädlichen und tolerierbaren ,,habit" für den Patienten zu machen, gibt es bislang keine Möglichkeit, diese parafunktionelle Aktivität vollständig zu unterdrücken.

– Umprogrammierung des patholgischen Schluckvorganges. Solche Rekonditionierungen stellen ein weiteres Ziel bei der Äquilibration dar. Patienten, die ohne Zahnkontakt schlucken, können nach okklusalen Korrekturen ein normales Schluckmuster entwickeln.

– Ausschaltung von Unbehagen, Schmerz und Dysfunktion im Bereich des Kiefergelenks.

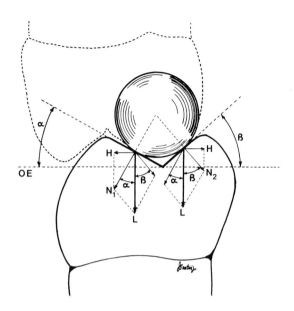

Abbildung 8-1:
Mechanisches Konzept eines zentrischen Kontaktes in maximaler Interkuspidation. Die okklusalen Abhänge der unteren Molaren, in diesem Fall durch zwei Ebenen dargestellt, stützen den antagonistischen Höcker, dargestellt durch eine Kugel. Die Ebenen stehen in einem bestimmten Winkel zur Okklusionsebene (OE), entsprechend den Winkeln α und β. Um ein Gleichgewicht der Kräfte zu erhalten, wird die Kraft L der Kugel in zwei Komponenten N_1 und N_2 aufgeteilt. Die beiden gleichgroßen Kraftkomponenten H sind ohne Einfluß, da sie entgegengesetzt wirken.

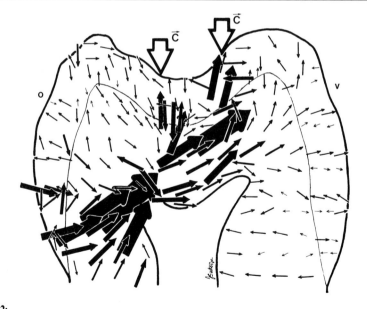

Abbildung 8-2:
Theoretische Studie innerer Spannungen der Zahnkrone. Eine okklusale Kraft C auf den Abhängen erzeugt innere Kräfte, die durch die Vektoren dargestellt sind. Ihre Kraftintensität wird durch die Pfeilgröße ausgedrückt.

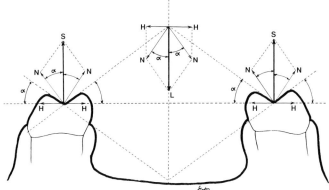

Abbildung 8-3:
Darstellung einer idealen Kraftverteilung bei gleicher Neigung der Höckerabhänge. Die okklusale Kraft L erzeugt eine gleich große Kraft S. Es besteht ein Gleichgewicht zwischen der normalen (N) und der horizontalen (H) Kraftkomponente.

– Vermeiden von Rezidiven bei kieferorthopädischer Therapie.
– Als Teil einer Parodontalbehandlung, insbesondere bei erhöhter Zahnbeweglichkeit.
– In Fällen von einseitigem Kauen, Planung einer okklusalen Anpassung. Es liegen klinische Belege vor, daß nach selektivem Einschleifen die Patienten wieder in der Lage waren, beidseitig zu kauen. Unter diesen Umständen werden die lateralen und protrusiven Exkursionsbewegungen verbessert, um ein reibungsloses Gleiten in die exzentrischen Positionen des Unterkiefers zu ermöglichen. Eine Veränderung der Zentrik ist in diesen Fällen nicht unbedingt notwendig.

8.2
Grundlagen des Einschleifens

Bevor man eine Okklusion als funktionell „normal" einstufen kann, muß man entscheiden, ob dynamische Beziehungen zwischen den Höckern und ihren entsprechenden Abhängen bestehen, und zwar während aller Funktionsbewegungen des Unterkiefers und nicht nur in der statischen Interkuspidationsposition. Selbst in Fällen, in denen Zähne nicht harmonisch im Zahnbogen angeordnet sind, kann sich eine adäquate funktionelle Aktivität ergeben, ohne das Parodont oder den Rest des Kauorgans zu schädigen.

Okklusale Krafteinleitung und ihre einzelnen Komponenten spielen eine wichtige Rolle. Die Neigung der Führungsflächen hat für die okklusale Anatomie einen entscheidenden Einfluß auf das Gleichgewicht der Kräfte (Abb. 8-1). Die Winkelvariationen unterschiedlicher Positionen retraler Kontakte führen zu einer sehr komplexen Verteilung der Kraftvektoren eines Zahnes, die auf das ganze Kauorgan Einfluß haben können. Abb. 8-2 macht deutlich, daß eine Kaukrafterhöhung stets zu Spannungserhöhungen (als Reaktion) führt; unter Umständen kann der Zahn dabei frakturieren. Die Herstellung eines Kräftegleichgewichts kann nur erreicht werden, wenn es gelingt, die Okklusalkräfte optimal zu verteilen. Dies kann erreicht werden durch eine Rekonturierung der Okklusalflächen, indem man allen Abhängen den gleichen Winkel zumißt oder dafür sorgt, daß die axiale Ausrichtung der okklusalen Kräfte (wie z. B. Höcker-Fossa-Beziehung bei allen Zähnen beider Kiefer) optimiert wird. Die letztgenannte Überlegung steht in Übereinstimmung mit unseren Vorstellungen einer funktionellen Okklusion, bei der die gleichzeitige und gleichmäßige Kontaktbeziehung als physiologischer Stimulus angestrebt wird (Abb. 8-3).

Trotz der vielen Einschleifkonzepte müssen sich alle an den Zielen einer idealen Okklusion orientieren, die nachfolgend beschrieben werden.

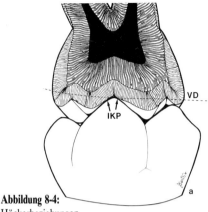

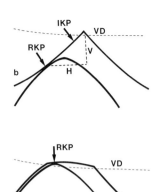

Abbildung 8-4:
Höckerbeziehungen.
a) Interokklusale Beziehungen antagonistischer Molaren in habitueller Interkuspidation (IKP), wobei die unteren Stützhöcker in die zentrale Fossa des oberen Zahnes greifen;
b) Kontakt der distalen Abhänge der unteren Molaren mit den mesialen Abhängen der Crista transversa der oberen Molaren. H und V bezeichnen die vertikalen Komponenten des Gleitens zwischen habitueller Interkuspidation und retraler Kontaktposition (RKP);
c) Okklusale Veränderungen zeigen eine Elimination der *slide in centric* mit Kontakt in retraler Kontaktposition (RKP) im Bereich der vertikalen Dimension (VD) der Okklusion

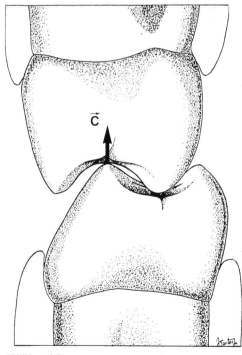

Abbildung 8-5:
Axiale Ausrichtung einer okklusalen Kraft in habitueller Interkuspidation (IKP) als Folge einer Korrektur der Freedom-in-centric

8.2.1
Ausschalten des Gleitens aus der retralen Kontaktposition in die habituelle Interkuspidation

Werden Frühkontakte, die auf der Strecke zwischen der retralen Kontaktposition und der habituellen Interkuspidation liegen, derart beschliffen, daß ein Einnehmen der retralen Kontaktposition nicht mehr möglich ist, können Bruxismus, Kaumuskelinkoordination und Dysfunktionssyndrome entstehen. Gleichzeitig ermöglicht diese Einschleifmaßnahme dem Patienten störungsfreie exzentrische Bewegungen in die Grenzpositionen des Unterkiefers.

Jede okklusale Interferenz muß mit spezieller Aufmerksamkeit beobachtet werden, da sie potentiell mandibuläre Bewegungen einschränkt und ein harmonisches Funktionieren des Kauorgans behindert.

Es ist jedoch wichtig zu wissen, daß eine vollständige Beseitigung dieses Gleitens nicht immer möglich ist. Das Konzept der Ausschaltung eines Gleitens ist das grundlegende Prinzip des ,,Freiheit-in-Zentrik''-Konzeptes. Man muß sich klarmachen, daß die Freedom-in-centric keine meßbare Distanz darstellt, die durch Einschleifen oder restaurative Maßnahmen erreicht werden kann. Vielmehr repräsentiert sie interferenzfreie Bewegungen aus der retralen Kontaktposition in die habituelle Interkuspidationsposition, ohne destruktiv zu wirken (Abb. 8-4).

8.2.2
Erhalt okklusaler Stabilität

Die für den Patienten wichtigste Unterkieferposition ist die habituelle Interkuspidation. Die axiale Ausrichtung der okklusalen Kräfte (entlang der Längsachse des Zahnes) begünstigt das artikuläre Gleichgewicht (Abb. 8-5). Okklusale Stabilität wird durch ein Gleichgewicht von funktionellen und strukturellen Veränderungen innerhalb des Kauorgans hergestellt. Stabilität muß erreicht werden, um funktionelle und strukturelle Anpassungen zu ermöglichen. Neben einem artikulären Gleichgewicht bei der Zentrierung des Unterkiefers müssen okklusale Veränderungen Voraussetzungen für eine ideale Okklusion schaffen. Während exzentrischer Bewegungen, insbesondere Lateralbewegungen des Unterkiefers, sollten keine Interferenzen vorhanden sein.

8.2.3
Verbesserung der funktionellen Beziehungen

Die Bewegungen und intermaxillären Beziehungen sind im Zentralnervensystem durch neuromuskuläre Afferenzen und Efferenzen gespeichert, wobei die dauernde Wiederholung der Signale der Okklusalkontakte als Verstärker wirkt. Synchrone Muskelkontraktions- und Relaxationsmuster stehen mit Normokklusion und idealer Okklusion in Wechselbeziehung. Deshalb sollten Störpotentiale, die im Bereich der Bezahnung das Gleichgewicht der muskulären Koordination beeinträchtigen, beseitigt werden. Erzwingen die Zähne bestimmte Bewegungen und Unterkieferpositionen auf Grund von Fehlstellungen, so sind Probleme vorprogrammiert. Die Zähne spielen im Kauorgan eine passive Rolle; sie sollen dem Patienten das Gefühl vermitteln, seinen Kiefer frei bewegen zu können.

8.2.4
Veränderung der natürlichen Bezahnung (Selektives Einschleifen)

Okklusale Veränderungen bzw. Wiederherstellungen des Gleichgewichts können nach sehr variierenden Konzepten herbeigeführt

werden. Einzel- oder Mehrzahn-Restaurationen, umfangreiche prothetische Rehabilitationen, kieferorthopädische Korrekturen oder auch selektives Einschleifen sind Maßnahmen, die okklusale Veränderungen bewirken können. Dieses Kapitel beschäftigt sich ausschließlich mit dem selektiven Einschleifen.

Derartige Korrekturen erfolgen auf Grund eines festgelegten Schemas von Rekonturierung und Einschleifen.

Besonders auffällig sind die Unterschiede der Einschleifkonzepte in zentrischen Positionen. In exzentrischen Positionen dagegen gleichen sich die Maßnahmen zur Veränderung der Laterotrusions-, Mediotrusions- und Protrusionsflächen (wobei die frühen Stadien der gnathologischen Konzepte hier unberücksichtigt bleiben). Um nicht zu verwirren, wird im folgenden nur eine Einschleifmethode vorgestellt. Dieses Vorgehen ist jedoch nicht unbedingt anderen Techniken überlegen. Es wurde deswegen ausgewählt, weil der von den Befürwortern des Freedom-in-centric-Konzeptes vorgeschlagene Ablauf in der täglichen Praxis flexibel und damit anwendbar ist.

Im vorangehenden Kapitel wurden einige der am häufigsten anzutreffenden okklusalen Kontaktbeziehungen detailliert beschrieben. Hat man diese korrekt interpretiert, ist es leicht, einen vorhandenen Vorkontakt oder eine Interferenz richtig zu beseitigen. Generell treten die ersten Kontakte beim Kieferschluß in terminaler Scharnierachsenposition auf. Der Behandler muß deshalb die okklusale Anatomie genauestens beherrschen, um einen Vorkontakt auch als solchen zu erkennen.

Das Einschleifen kann man sich vereinfachen, wenn man die einartikulierten Modelle des Patienten vor Beginn der Maßnahmen am Patienten im Munde beschleift. Modellmarkierungen haben eindeutige Vorteile, jedoch ist in vielen Fällen ein direktes Umsetzen auf die klinische Situation nicht möglich, da im Gegensatz zum Artikulator das Kauorgan in der Lage ist, Interferenzen durch seine Schutzmaßnahmen zu „verstecken". Deshalb kann man das Kauorgan auch nicht als den besten Artikulator bezeichnen.

Um beim Einschleifen der Modelle optimale Ergebnisse zu erzielen, sollten die Abdrücke in Hartgips (möglichst in Weiß) aus-

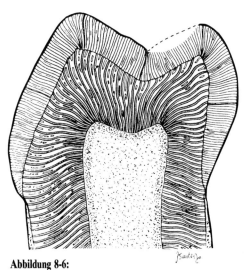

Abbildung 8-6:
Teil der Zahnkrone mit transversal angeschnittenen Schmelzprismen

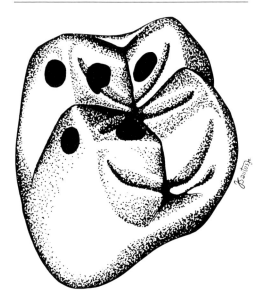

Abbildung 8-7:
Zentrische Kontakte auf den Höckerabhängen

Farbe wirkt als ausgezeichneter Kontrast für die Artikulationsfolie, so daß Markierungen während des Einschleifens leicht erkannt werden können.

Die radierten Stellen sollten präzise mit verschiedenfarbigen Filzstiften markiert werden. Dazu ist ein Farbkode hilfreich: z. B. Rot für das Einschleifen in terminaler Scharnierachsenposition, Gelb für die Laterotrusion, Grün für die Mediotrusion und Orange für die Protrusion. Ein Aufzeichnen der Reihenfolge ist insbesondere dann nützlich, wenn eine Helferin die Reihenfolge angibt.

8.3
Erkennen der Kontaktpunkte

Zur Ermittlung der Stops kann man Artikulationsfolie, Schreibmaschinenfarbband, Wachsstreifen oder Shim-stock-Folie (0,01 mm) benutzen. Um Mißinterpretationen zu vermeiden, muß sehr dünnes Material verwandt werden. In manchen Fällen erscheinen die Kontakte als flächige Markierungen. Findet sich der Kontakt auf einer abradierten Stelle, wie z. B. bei Bruxern, reißt die Artikulationsfolie sehr leicht, was ein Erkennen des Stops erschwert.

8.4
Instrumentarium

Das Instrumentarium für das Einschleifen der Modelle resp. im Mund sind nach folgenden Gesichtspunkten auszuwählen:
– Um Modelle einzuschleifen, kann jedes scharfe Instrument, wie z. B. das runde oder blattförmige Ende eines Schnitzinstruments, ein Labormesser oder auch kleine montierte Steinchen, verwendet werden. Mit einem Pinsel können die anfallenden Gipspartikel leicht entfernt werden.
– Im Mund verwendet man zum Einschleifen am besten kleine runde oder flammenförmige Diamanten bei niedriger Drehzahl. Man muß dabei sehr vorsichtig arbeiten. Bei Restaurationen sollten Überhitzungen vermieden werden. Im natürlichen Schmelz sollten die Prismen transversal angeschnitten werden (Abb. 8-6). Hochtourig laufende Winkelstücke sollten nach Möglichkeit nicht verwendet werden, da sehr leicht zuviel weggeschlif-

gegossen werden. Nachdem die Modelle vollständig getrocknet sind, werden sie vorsichtig mit einer dünnen Schicht hellblauen Speziallacks (auf Zellulose-Nitrat-Basis) überzogen. Die Modelle besitzen nun eine dünne, aber widerstandsfähige Lackschicht, die ein Abnutzen des Gipses reduziert. Die hellblaue

Abbildung 8-8:
Geometrische Darstellung der Okklusalflächen der Seitenzähne im Unterkiefer

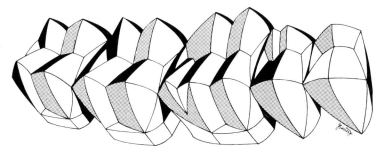

Abbildung 8-9:
Rekonturierung der unteren Schneidezähne mittels oberflächlichem Beschleifen

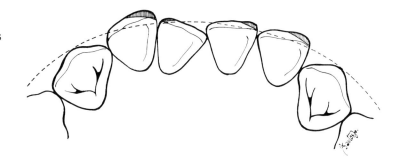

fen wird und eventuell Mikrorisse oder Brüche im Schmelz entstehen können. Nach Abschluß des Einschleifens sollten die behandelten Okklusalflächen mit abrasiven Gummikelchen und Bimspulver poliert werden. Sehr gut eignen sich die für die Composites entwickelten Poliermittel.

8.5
Entscheidungen

Der Einschleifprozeß erfordert ständig neue Entscheidungen: Ob man zuerst oben oder unten beginnt, ob ein zentrischer Kontakt entfernt werden soll oder nicht, usw.

Man beginnt am besten im Oberkiefer, genau wie ein Schmied den Amboß mit dem Hammer bearbeitet. Da der Unterkiefer den beweglichen Teil darstellt, ist dieser Vergleich sehr treffend. Es ist nur logisch, die Veränderungen zuerst im statischen Teil (Oberkiefer) vorzunehmen.

Stützhöcker sollten normalerweise nicht beschliffen werden, zentrische Kontakte dürfen nicht angerührt werden. Es ist zu beachten, daß sich einige zentrische Stops auch auf den Scherhöckern finden; dies ist auf die große Vielfalt der Kontaktbeziehungen zu-

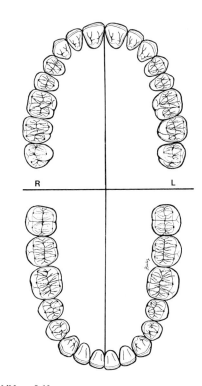

Abbildung 8-10:
Schema der Okklusalflächen zum Eintragen von Frühkontakten und Interferenzen

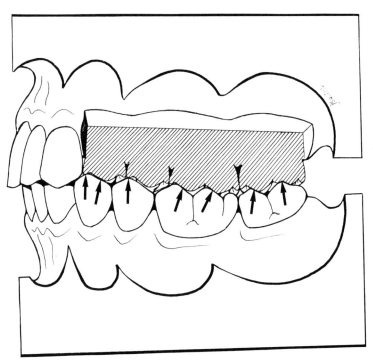

Abbildung 8-11:
Auswertung der zentrischen Stops antagonistischer Seitenzähne

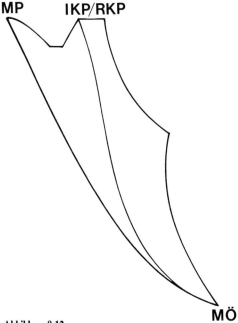

Abbildung 8-12:
Einebnung von habitueller Interkuspidation (IKP) und retraler Kontaktposition (RKP) im modifizierten Posselt-Diagramm.
MP maximale Protrusion; MÖ maximale Mundöffnung

rückzuführen. Abb. 8-7 zeigt eine typische Konstellation zentrischer Stops auf den Abhängen der bukkalen und lingualen Höcker.

8.6
Vorarbeiten

Die konsequente Umgestaltung der Okklusalfläche kann zu überraschenden klinischen Resultaten führen. Die anatomische Rekonturierung ist bestimmten geometrischen Zwängen unterworfen (Abb. 8-8). Derselben Abbildung kann man auch entnehmen, daß die Okklusalflächen Pyramidenform haben. Bei sorgfältiger Vorarbeit ist der Zahnarzt in der Lage, Frühkontakte, die ein Gleiten verursachen, und Interferenzen, die ein ungehindertes Gleiten in Exkursionspositionen stören könnten, zu vermeiden.

Morphologisch ungünstig gestaltete Stampfhöcker, unebene transversale Randleisten und Fehlstellungen der Schneidezähne sollten vor Beginn der Einschleiftherapie beseitigt werden. Diese Asymmetrien bedürfen oftmals nur kleiner Korrekturen. In schwierigen Fällen muß jedoch eine prothetische oder konservierende Neuversorgung erfolgen.

Stehen die Schneidezähne des Unterkiefers in Schachtelstellung, so kann versucht werden, eine angenähert symmetrische Ausrichtung des Zahnbogens durch vorsichtiges Beschleifen der prominenten Flächen zu erreichen. Dies führt zu einer erheblichen Verbesserung von Ästhetik und Funktion (Abb. 8-9).

Vorsichtiges Abrunden großflächiger Schliffacetten verbessert die funktionellen Beziehungen antagonistischer Zähne, da

- bei gleichem Kaukrafteinsatz effizientere Resultate erzielt werden,
- die Abrasionsfacetten, die als Bruxismusauslöser gelten, verringert werden und
- sich die Bildung von neuen Schliffacetten verlangsamt.

Ohne daß zentrische Stops entfernt werden, können Arbeitskontakte bei Front- und Seitenzähne eingeschliffen werden. Dabei können Gleitkontakte nur vermindert werden, zentrische Kontakte müssen für jede Kaueinheit als ein wichtiger Kontaktbezirk erhalten bleiben.

8.7
Registrierung der zentrischen Kontakte

Als Vorbereitung jedes Einschleifens sollten zunächst die zentrischen Kontakte ermittelt und in einem Zahnschema eingetragen werden (Abb. 8-10). Erst dann werden die einartikulierten Modelle in Interkuspidation in Kontakt miteinander gebracht. Dabei wird eine dünne Artikulationsfolie zwischen die Zahnreihen gelegt. Auf diese Weise wird die Kontaktbeziehung in habitueller Interkuspidation auf den Modellen aufgezeichnet (Abb. 8-11). Die so ermittelten Punkte müssen genau in das Schema übertragen werden und sind während des Einschleifens zu erhalten. Bevor man anfängt, im Mund einzuschleifen, sollten die zentrischen Kontakte mit denen des Modells verglichen werden.

8.8
Selektives Einschleifen in terminaler Scharnierachsenposition

Bei fehlendem oder nur geringem Gleiten muß zunächst der Höckerabhang des oberen Antagonisten eingeschliffen werden. Treten bei Unterkieferbewegungen jedoch Interferenzen auf einem unteren Zahn auf, so ist

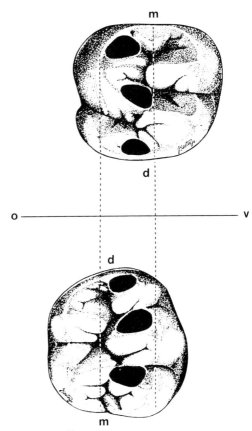

Abbildung 8-13:
Kontakte in terminaler Scharnierachsenposition zwischen antagonistischen Molaren

die Kontaktfläche dieses Zahnes zu beschleifen.

Gleitet der Unterkiefer ohne laterale Bewegungskomponente aus der terminalen Scharnierachsenposition in die habituelle Interkuspidation, so ist zunächst die vertikale, dann die horizontale Komponente des Gleitens zu eliminieren (Abb. 8-4 b). Der horizontale Anteil dieser Bewegung stellt die Strecke zwischen terminaler Scharnierachsenposition und habitueller Interkuspidation dar (Abb. 8-4 b und c). Anhand des sagittalen Posselt-Diagramms (Abb. 8-12) kann man diese Situation leicht erklären. Das Einschleifen erfolgt nur auf den Interferenzfeldern, die bei der Gleitbewegung beteiligt sind. Dabei beginnt man zweckmäßigerweise im Oberkiefer. Bei ausgeprägtem Gleiten können sich die Kontakte vergrößern. In die-

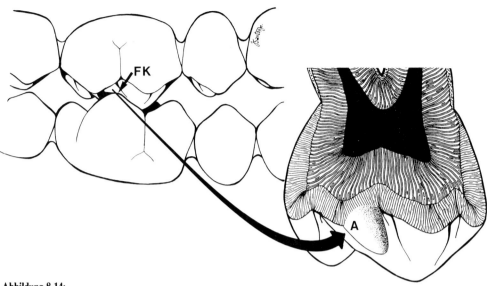

Abbildung 8-14:
Frühkontakte (FK) bei terminaler Scharnierachsenposition und Ausschnittvergrößerung der eingeschliffenen Fläche (A)

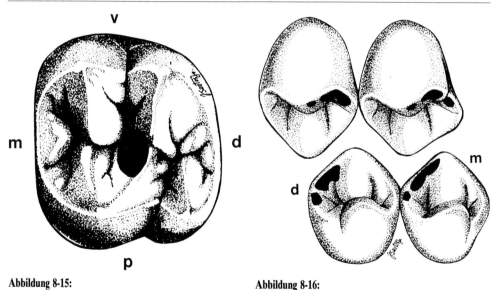

Abbildung 8-15:
Okklusale Korrektur in terminaler Scharnierachsenposition im Bereich des mesialen Abhangs der Crista transversa an Zahn 26

Abbildung 8-16:
Okklusale Kontaktverhältnisse antagonistischer Prämolaren aus der habituellen Interkuspidation in die retrale Kontaktposition

Abbildung 8-17:
Einschleifmaßnahmen können durch den Kontakt des Inzisalstiftes mit dem Inzisalteller im Bereich der retralen Kontaktposition (RKP) und der habituellen Interkuspidation (IKP) überprüft werden

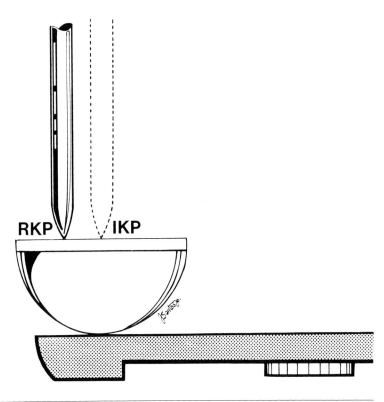

sem Fall muß man zuerst im Unterkiefer einschleifen.

Bewegt man das Oberteil des Artikulators resp. den Unterkiefer in terminaler Scharnierachsenposition auf und ab, so finden sich je nach Kieferform (rechteckig, oval oder dreieckig) (Abb. 7-5 bis 7-7) die meisten Kontakte auf den Abhängen der Stützhöcker (Abb. 8-13). Diese Tatsache wurde bereits im vorhergehenden Kapitel gewürdigt. Je dreieckiger die Zahnbögen zum Beispiel sind, desto größer ist die distale Verschiebung der Kontakte zwischen terminaler Scharnierachsenposition und habitueller Interkuspidation. Je mehr die oberen Zähne nach bukkal verschoben sind, desto näher liegen im Unterkiefer die Kontakte in der Nähe der Höckerspitzen.

Auf der Crista transversa des ersten oberen Molaren findet sich beim Kontakt mit dem ersten unteren Molaren in terminaler Scharnierachsenposition oftmals ein Frühkontakt. Da dieser Frühkontakt durch Kontakt mit der Höckerspitze des Stützhöckers im Unterkiefer entsteht, ist der Ort des Einschleifens klar (Abb. 8-14 und 8-15).

In terminaler Scharnierachsenposition finden sich häufig Frühkontakte auf den Prämolaren beider Kiefer. Dabei treten die Vorkontakte hauptsächlich auf den Okklusalkanten der Stützhöcker der oberen Zähne und auf den distalen Abhängen der unteren Stützhöcker auf (Abb. 8-16). Da diese Frühkontakte jedoch immer in der Nähe der Höckerspitze zu finden sind, sollte jeder Versuch, dort einzuschleifen, unterbleiben. Wenn notwendig, sollten nur die unteren Zähne eingeschliffen werden, da im Oberkiefer zuviel Zahnsubstanz geopfert werden müßte. Bei sehr ausgeprägten Interferenzen in terminaler Scharnierachsenposition ist ein zusätzliches Einschleifen der unteren Prämolaren nicht zu vermeiden. Diese letztgenannte Situation resultiert aus einem zentrischen Gleiten mit langer horizontaler Komponente bei gleichzeitig vorliegender dreieckiger Zahnbogenform.

Anpassungen der Zentrik erfordern eine lange Reihe folgerichtiger Einschleifmaßnah-

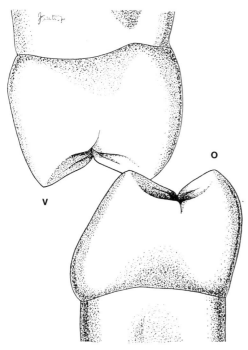

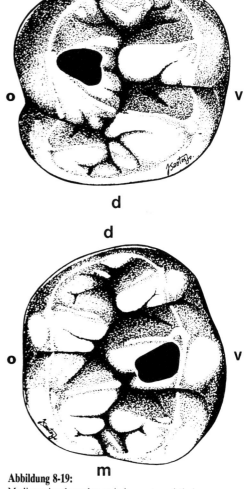

Abbildung 8-18:
Typisches Beispiel eines Frühkontaktes auf der Mediotrusionsseite mit Beteiligung der Stützhöcker (von approximal gesehen)

men. Das Schleifen kann dann beendet werden, wenn die Vertikaldimension der zentrischen Kontakte in terminaler Scharnierachsenposition mit der in habitueller Interkuspidation übereinstimmt. Schleift man zuerst im Artikulator ein, kann man überprüfen, ob der Inzisalstift in beiden Positionen den Inzisaltisch berührt (Abb. 8-17). Im Munde sollte in terminaler Scharnierachsenposition beim Zusammenbeißen kein Gleiten aus der retralen Kontaktposition in die habituelle Interkuspidation spürbar sein.

8.9
Einschleifen der Mediotrusionsseite

Die meisten Probleme während des Einschleifens treten auf der Mediotrusionsseite auf. Im Gegensatz zur Laterotrusionsführung (die passiv erfolgen muß), ist die Mediotrusion in hohem Maße aktiv, da sie einen Patienten, der versucht, sich das intermaxilläre Gleiten abzugewöhnen, mit einer Reihe pro-

Abbildung 8-19:
Mediotrusionskontakte zwischen antagonistischen Molaren

priozeptiver Informationen ausstattet (Abb. 8-18). Ein Mediotrusionskontakt muß als Interferenz angesehen werden, wenn
- dadurch eine Unterkieferdeviation zur Laterotrusionsseite erfolgt,
- während der Laterotrusion kein harmonischer Bewegungsablauf erfolgt,
- laterotrusive Bewegungen unmöglich sind,
- Hypermobilität der beteiligten Zähne auftritt.

Aus diesen Gründen lohnt es sich, einen solchen Vorkontakt zu beseitigen. Da in man-

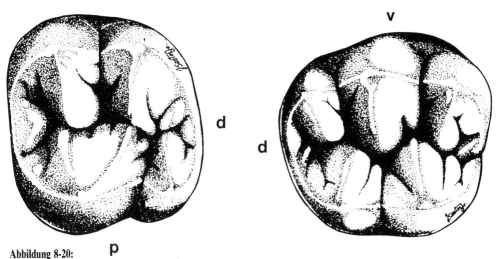

Abbildung 8-20:
Kontaktpunkt nach selektivem Einschleifen auf der Mediotrusionsseite antagonistischer erster Molaren

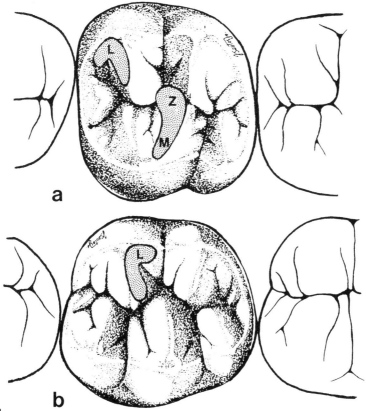

Abbildung 8-21:
Einschleifen.
a) Einschleifen der zentrischen Relation (Z), der Mediotrusions- (M) und Laterotrusionsposition (L) an einem oberen Molaren;
b) Einschleifen der Laterotrusion an einem unteren ersten Molaren

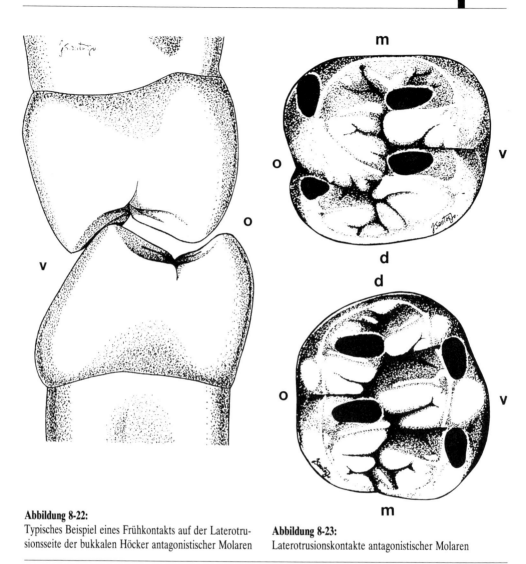

Abbildung 8-22:
Typisches Beispiel eines Frühkontakts auf der Laterotrusionsseite der bukkalen Höcker antagonistischer Molaren

Abbildung 8-23:
Laterotrusionskontakte antagonistischer Molaren

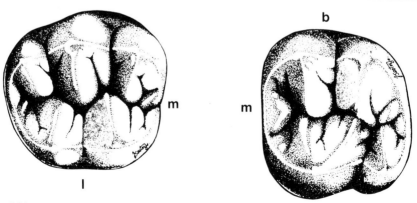

Abbildung 8-24:
Einschleifen auf der Laterotrusionsseite der ersten Molaren beider Kiefer mit Hilfe der BOLU-Regel

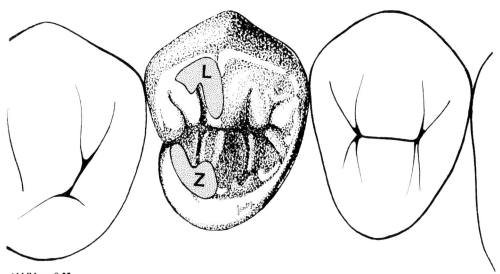

Abbildung 8-25:
Typische Schliffacetten auf einem Prämolaren, bei dem sowohl die Zentrik (Z) als auch die Laterotrusion (L) eingeschliffen wurden.

chen Fällen während des Einschleifens zwischen retraler Kontaktposition und habitueller Interkuspidation Balancekontakte verlo-
rengehen, kann es notwendig werden, andere Flächen der Stützhöcker während der Mediotrusion zu beanspruchen (Abb. 8-19); dies
ist immer problematisch.

Interferenzen werden am besten ausgehend von der terminalen Scharnierachsenposition beseitigt. Schleift man zuerst die Mediotrusionsseite ein, so muß man im Oberkiefer beginnen. Sollte auf der einzuschlei-
fenden Fläche jedoch kein zentrischer Kontakt vorliegen, beginnt man im Unterkiefer
(Abb. 8-20).

Das Einschleifen der Mediotrusionsseite
ist abgeschlossen, wenn bei Lateralbewegungen aus der terminalen Scharnierachsenposition und der habituellen Interkuspidation
keine Interferenzen mehr vorhanden sind
(Abb. 8-21 a). Ergibt sich eine gute Führung
auf der Laterotrusionsseite, so ist ein weiteres Einschleifen der Mediotrusionsseite nicht
notwendig, auch wenn geringe Kontakte verbleiben. Auf diese Art vermeidet man über-
mäßiges Einschleifen.

Ein frontal offener Biß und ein ausgeprägter horizontaler Überbiß erschweren das
Einschleifen der Balanceseite erheblich. Diesen Patienten fehlt eine Front-Eckzahnfüh-

rung, so daß sie ihre Zahnführung auf die
Seitenzähne der kontralateralen Seite verlan-
gern. Diese Art der medialen Führung stellt
ein großes Problem beim Einschleifen der
Balanceseite dar.

**8.10
Einschleifen der Laterotrusionsseite**

Für das Einschleifen der Laterotrusion (Abb.
8-22) ist es notwendig, in habitueller Interkuspidation zu beginnen, um das Ausmaß
der Lateralbewegungen abschätzen zu können (Abb. 8-23). Die retrale Kontaktposition
wird nur bei erhöhter Zahnlockerung auf
Grund parodontalen Abbaus als Ausgangsposition verwandt.

Das Einschleifen ist relativ einfach, da
die Stützhöcker nicht beschliffen werden
müssen. Entsprechend der BOLU-Regel
nach SCHUYLER (*b*ukkal *o*ben, *l*ingual *u*nten),
schleift man auf den Abhängen der bukkalen
Höcker der oberen und den lingualen Abhängen der unteren Zähne (Abb. 8-24). Will
man das Beschleifen von Stützhöckern vermeiden, so muß man bedenken, daß auch einige Scherhöcker zentrische Stops auf ihren
okklusalen Abhängen besitzen.

Das Einschleifen der Laterotrusionsseite
gilt als abgeschlossen, wenn man mit dem

Artikulator Lateral- und Lateroprotusivbewegungen interferenzfrei durchführen kann. Gemeint ist ein störungsfreies Gleiten aus der Zentrik in eine Lateralposition und zurück (Abb. 8-25).

Besteht auf der Arbeitsseite nur Kontakt zwischen einem oder zwei Zähnen mit ihren entsprechenden Antagonisten, so wird dies oftmals als Interferenz bzw. als eine Art Schutz gegen Vielpunktkontakte in dieser Stellung angesehen. Ein auf wenige Zähne beschränktes Gleiten ist jedoch nicht als Interferenz zu werten, außer, wenn die beteiligten Zähne hypermobil sind, unter parodontalem Abbau leiden oder eine Gruppenführung erzielt werden soll. Eine Kontraindikation besteht auch dann, wenn dazu Hartsubstanz in erheblichem Umfang entfernt werden muß.

Fortschritte beim Einschleifen der Mediotrusionsseite führen oftmals zu einer Zunahme von Führungsflächen auf der Laterotrusionsseite. Um die Anzahl der Kontakte im Seitenzahnbereich zu erhöhen, dürfen keinesfalls die Eckzahnspitzen beschliffen werden, da dies eine exzessive Abnutzung der Prämolaren und Frontzähne zur Folge hätte. Dieses Vorgehen zur Erhöhung der Anzahl der Gleitkontakte ist deshalb kontraindiziert.

8.11
Einschleifen der Protrusion

Normalerweise ist ein Einschleifen der Protrusion nicht notwendig. Fehlen jedoch einige Seitenzähne, verändert sich auch die sagittale Kompensationskurve. In diesem Fall sollten die flächigsten Kontakte unter Schonung der zentrischen Stops entfernt werden. Zentrische Stops auf den Frontzähnen sollten bestehen bleiben. Große Kontaktfelder werden verkleinert. Das Einschleifen der Protrusion ist mit dem Erreichen von störungsfreien Bewegungsabläufen beendet. Verbleibt eine protrusive Führungsfläche im Seitenzahnbereich, ist es günstig, diese zwischen die oberen Eckzähne und die unteren ersten Prämolaren zu legen. Auf diese Weise können posteriore Kontakte im Seitenzahnbereich vermieden werden, außer in Fällen von frontal offenem Biß.

9
Okklusionskonzepte

Im folgenden Kapitel werden die verschiedenen Okklusionskonzepte vorgestellt. Sie wurden über Jahre hinweg entwickelt. Je nach Erfahrung und Ansatz ihrer Verfechter haben sie sich auch während dieser Zeit verändert. Die verschiedenen angestrebten Ziele sind alle akzeptabel. Schwierigkeiten entstehen aber dann, wenn die technischen Abläufe bei der oralen Rehabilitation nicht mehr in Einklang mit den Prämissen der Konzepte gebracht werden können oder wenn sie die Fähigkeit des Behandlers, schwierige Maßnahmen durchzuführen, nicht berücksichtigt haben. Es kann deshalb nicht die Aufgabe dieses Buches sein, die Indikationen für ein bestimmtes Konzept aufzuzeigen oder zu beurteilen. Vielmehr sollen die verschiedenen Okklusionskonzepte, die sich im Laufe der Jahre entwickelt haben, vorgestellt werden.

Dieses Kapitel erhebt keinen Anspruch auf Vollständigkeit. Man sollte wissen, daß die verschiedenen Konzepte eng an ihre Verfechter gekoppelt sind. Die hier vorgestellten Theorien können aber nur ausschnitthaft die Vielzahl der Bemühungen aufzeigen. Die Reihenfolge der Namen und Konzepte stellt keine Bewertung dar. Bei der Auswahl wurde mehr auf den Inhalt der Untersuchungen geachtet als auf ihren wissenschaftlichen Wert, der umstritten sein kann.

Der besseren Übersicht halber wurde eine Unterteilung entsprechend der drei Okklusionsschulen vorgenommen: die gnathologische Schule, die Freedom-in-centric-Schule und das europäische Konzept.

9.1
Gnathologie

Mitte der 20er Jahre gründete MCCOLLUM zusammen mit einigen Mitarbeitern die „Gnathological Society of California", die den Begriff der „Gnathologie" prägte. Dieser Begriff zielte darauf ab, die Physiologie des Kauorgans zu erforschen. Dabei wurde eine ganzheitliche Betrachtung der Morpho-logie, Histologie und Therapie des Kauorgans vorgenommen; die Verbindung zum Gesamtorganismus wurde berücksichtigt.

Diese von MCCOLLUM geleitete wissenschaftliche Gesellschaft begann ihre Studien mit den oben genannten Zielsetzungen. Einige Jahre später entdeckte MCCOLLUM eine bessere Methode zur Bestimmung der Scharnierachse. Diese gründete sich auf erfolgte gnathologische Behandlungen, bei denen die Position der Ersatzzähne im Zahnbogen optimiert wurde. Auf diese Weise wurde die Kieferrelation in direkte Abhängigkeit zur Bewegung gesetzt. Man lernte dabei, daß zur Gewinnung entsprechender Parameter eine exakte Diagnostik von Nöten war, für die man wiederum Präzisionsinstrumente benötigte, die in der Lage waren, die exakten Lagebeziehungen beider Kiefer, ähnlich der Situation im Mund, wiederzugeben. MCCOLLUM war der Meinung, daß die biologischen Faktoren der Mastikation nicht auf den engeren Zahnbereich beschränkt sind, sondern auch andere Regionen betreffen, wobei die Artikulation einen entscheidenden Faktor beim Verständnis der physiologischen Vorgänge darstellt. Die Gnathological Society glaubte daher, daß eine akzeptable Modellvorstellung die genaue Aufzeichnung des Funktionsmusters beinhalten müsse. Nur so könne ein harmonischer Zustand zwischen Zähnen und Kiefergelenk erreicht werden. Zusätzlich lag es im Interesse dieser Gesellschaft, geeignete Instrumente zur Reproduktion der Unterkieferbewegungen zu entwickeln. Es handelte sich bei den entwickelten Geräten um einen kinematischen Gesichtsbogen zur Scharnierachsenlokalisation, das Gnathoskop und den Gnathographen.

Klinisches Urteilsvermögen bei der Festlegung von Funktionsmustern begründete die Notwendigkeit, daß die Höckerhöhe und die Tiefe der Fossae in Übereinstimmung mit der Kondylenbahn des Patienten für die Herstellung von totalen Prothesen und Zahnrestaurationen ermittelt werden müssen. Diese

Determinanten sowie eine harmonische anteriore Führung bestimmten die okklusale Morphologie, etwa im Sinne einer ausgewogenen Okklusion. Dieses Okklusionskonzept stand unter der Prämisse, daß Kiefergelenkbewegungen die Anatomie und Funktion der Zähne bestimmten, so daß ein Maximum an Harmonie zwischen orofazialer Muskulatur und Unterkiefer erreicht wird. Die Gelenke wurden als Scharniere und damit als temporär stabiles Element angesehen. Auf Grund dieser Vorstellung wurde die Okklusion als vom propriozeptiven Mechanismus losgelöst betrachtet, wobei die funktionellen Kieferbewegungen in der Hauptsache aus anatomischen Gegebenheiten heraus durch die Morphologie des Kiefergelenks und nicht unbedingt durch die muskuläre Aktivität geführt werden.

Seit Gründung dieser Schule wurde das Konzept einer balancierten Okklusion vertreten, bei der die Zähne während funktioneller Bewegungen sowohl auf der Latero- als auch auf der Mediotrusionsseite in Vielpunktkontakt stehen sollten. Die terminale Scharnierachsenposition fiel dabei unter Umständen mit der habituellen Interkuspidation zusammen. Der übergeordnete Grund für dieses Konzept war eine vermehrte Bewegungsfreiheit für die Zähne.

Die Verfechter gingen davon aus, daß die habituelle Interkuspidation nicht das Ende eines Kauzyklus darstellte, sondern lediglich einen Ort, an dem der Kauschlag seine vertikale und horizontale Richtung änderte. Im Konzept der balancierten Okklusion sollten die Zähne so ausgerichtet sein, daß sie während funktioneller Bewegungen nicht diskludierten.

Das Prinzip der balancierten Okklusion wurde später wieder verlassen; man setzte es hauptsächlich bei Prothesen ein.

STALLARD und STUART stellten später das Konzept der ,,organischen Okklusion'' vor. Obwohl beide Anhänger der originären gnathologischen Schule waren, verwendeten sie modifizierte Vorstellungen früherer Jahre. Sie verneinten die Prämisse, daß funktionelle Exkursionen zumeist Kaubewegungen sind, da diese hauptsächlich vertikal und nicht horizontal verlaufen. Das Zermahlen der Nahrung wurde als Wechselbewegung angesehen, da in dem Moment, wo die Okklusalflächen aufeinandertreffen, sich die Bewegung umkehrt, um einen neuen Zyklus zu beginnen. Auf Grund der Tatsache, daß Disklusion als das Gegenteil von Okklusion angesehen wird, postulierten beide Wissenschaftler, daß die Zähne während funktioneller Exkursionen diskludieren müßten. Eine gleichmäßige Disklusion der Seitenzähne würde eine Einschränkung des funktionellen Interokklusalabstandes verhindern, so daß Störungen der muskulären Ruhephase während des Kauzyklus weitestgehend vermieden werden können. Dem Konzept einer ,,eckzahngeschützten Okklusion'' wurde innerhalb der Gruppe höchste Priorität eingeräumt. Die Eckzähne wurden entsprechend den Vorstellungen von D'AMICO als Schlüssel der Verzahnung bezeichnet.

Diese Okklusionskonzepte wurden jedoch nur von wenigen Untersuchungen gestützt; die meisten Ergebnisse entstammten Erfahrungswerten, die während gnathologischer Behandlung und Rehabilitation gewonnen wurden.

Ein besonderer Abschnitt muß dem gnathologischen Instrumentarium gewidmet werden, das von Beginn seiner Entwicklung an heftig kritisiert wurde. Erst spätere Untersuchungen ergaben, daß die Grenzbewegungen mit diesen Geräten sehr gut reproduziert werden konnten. Die pantographische Aufzeichnung der Bewegungsbahnen war, nach Ansicht der Verfechter dieser Geräte, unabdingbare Voraussetzung dafür, daß bei okklusalen Rehabilitationen von Patienten eine Übereinstimmung des okklusalen Funktionsmusters mit den kondylären Determinanten hergestellt werden konnte. Nicht nur während des Kauzyklus, sondern während aller anderen Bewegungen innerhalb der Grenzpositionen spielte dies eine besonders wichtige Rolle. Nur unter Einbeziehung der korrekten Aufzeichnung der Grenzbewegungen könne eine ausgewogene Funktion, auch vom Standpunkt der neuromuskulären Harmonie, erzielt werden.

Eine Reihe von späteren Schülern haben wichtige Positionen der Gnathologie eingenommen; es ist also wichtig, auch ihre Konzepte im einzelnen vorzustellen.

9.1.1
ARNE G. LAURITZEN

Die Vorstellungen von LAURITZEN basieren auf mehr als dreißig Jahren Erfahrung auf

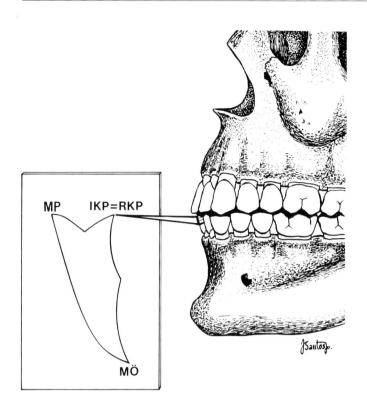

Abbildung 9-1:
Zentrische Relation (IKP)
und die RKP fallen zusammen.
MP maximale Protrusion;
MÖ maximale Mundöffnung

dem Gebiet der Okklusion und Prothetik. Seine Ideen entstammen persönlichen Kontakten, Reden, Studien-Gruppen, Arbeiten und schließlich auch Schrifttum, das er selbst als chaotisch und widersprüchlich bezeichnete.

Er wurde von so vielen verschiedenen Autoren inspiriert, daß es schwierig ist, einen besonders hervorzuheben. Eine Reihe von Namen zeigt am allerbesten den Weg seiner Entwicklung. Er lernte bei SCHLOSSER an der Northwestern University Dental School (1931 bis 1933), an der auch sein Interesse an Prothetik und Okklusion geweckt wurde, die Hanau-Technik. Während eines Kurses in Kopenhagen im Jahre 1937 lernte er SWENSON kennen. So wie er beeinflußten ihn auch andere Skandinavier, unter ihnen LINDBLOM, BEYRON, KROGH-POULSEN und POSSELT.

Nach seiner Rückkehr in die Vereinigten Staaten im Jahre 1947 verbrachte er einige Zeit bei SCHUYLER, MCCOLLUM, PAYNE, STUART und THOMAS. Auch DROPER, STALLARD, BRANSTADT, GARVEY, GRANGER, LEE, DYER, DE STEFANIS, WENDT, PAULSEN und MASSLER beeinflußten sein Denken. Im Blick auf diesen umfassenden Hintergrund ist es nicht verwunderlich, daß STUART LAURITZEN als den Mann ansah, der die meisten Zahnärzte mit seiner Okklusionslehre in Kontakt brachte.

Trotz dieser Vielfalt von Lehrmeinungen zeigte LAURITZEN eine starke Tendenz zur gnathologischen Schule. Seine Vorstellungen von einer optimalen Okklusion und oralen Rehabilitation sind im folgenden zusammengefaßt:

– Die Resultierende der okklusalen Kräfte sollte möglichst nahe der Längsachse eines Zahnes liegen. Dies erlaubt Restaurationen in terminaler Scharnierachsenposition (mit maximaler Interkuspidation). In dieser Position befinden sich beide Kondylen zentriert in ihrer höchsten und rückwärtigsten, nicht seitenverschobenen Lage. Mit anderen Worten: Diese Position korrespondiert mit Öffnungs- und Schließbahnen in retraler Lage, bei der die transversale Rotationsachse ihre Position nicht verändert (Abb. 9-1). Zudem werden Horizontalkräfte ausgeschaltet.

– In dieser Lage sollten die Okklusalkräfte auf eine möglichst große Zahnzahl verteilt werden.

– Ohne Interferenzen sollte in terminaler Scharnierachsenposition eine optimale Zahn-zu-Zahn-Beziehung erreichbar sein.

– Die terminale Scharnierachsenposition sollte aus einem angemessenen Interokklusalabstand eingenommen werden können. Falls durch eine erhebliche Vergrößerung des Interokklusalabstandes die muskuläre Harmonie negativ beeinflußt wird, ist die Aussicht auf eine erfolgreiche Behandlung gering.

– Die Gleitbewegungen müssen ungehindert ablaufen können. Aus lateraler Position heraus ist die Interkuspidation in terminaler Scharnierachsenposition in der Lage, einen starken Kauschlag abzufangen. Dabei darf keine Verschiebung des Laterotrusionskondylus aus seiner retralen Position heraus erfolgen.

– Eine ideale Beziehung zwischen antagonistischen Eckzähnen kann während exzentrischer Bewegungen erreicht werden. Die Eckzähne wirken als proprioceptives Kontrollorgan während der Laterotrusion und sorgen für die Disklusion sämtlicher anderen Zähne (Abb. 9-2). LAURITZEN nahm an, daß die Eckzähne wie ein „elektrischer Zaun" wirken: Laterale Exkursionsbewegungen erscheinen zunächst unangenehm, mit zunehmender neuromuskulärer Anpassung entstehen jedoch neue Funktionsmuster.

– Während geradliniger protusiver Bewegung sollte zwischen den oberen Frontzähnen und den unteren acht Front-Eckzähnen eine Gruppenführung bestehen.

– Falls eine ideale Eckzahnbeziehung nicht herstellbar ist, erscheinen interferenzfreie Führungsflächen auf den Abhängen der bukkalen Höcker im Seitenzahnbereich bei Laterotrusion ausreichend. Speziell diese Auffassung verdeutlicht eine geistige Wendigkeit des Autors, die von modernen Gnathologen nicht immer akzeptiert wird.

Ursprünglich gründete LAURITZEN seine Einschleiftherapie auf empirische und pragmati-

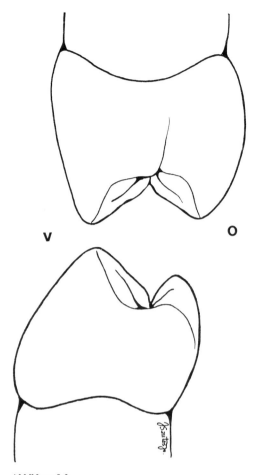

Abbildung 9-2:
Disklusion der Seitenzähne auf Grund einer bestehenden Eckzahnführung

sche Voraussetzungen. Nachdem man auf dem Gebiet der Neurophysiologie zu neuen Erkenntnissen gelangt war, bemühte sich LAURITZEN während der letzten zwanzig Jahre um eine rationalere Begründung seiner Methoden.

9.1.2
NILES GUICHET

Anfangs gehörte GUICHET zur Gruppe der Gnathologen und folgte den Ansichten der von MCCOLLUM gegründeten „Gnathological Society". LAURITZEN vermittelte ihm die verschiedenen Therapiemöglichkeiten, und STUART lehrte ihn die Auswirkungen von Unterkieferbewegungen auf die okklusale

Morphologie. 1964, während seiner Zugehörigkeit zu dem von THOMPSON geleiteten gnathologischen Seminar, beschäftigte er sich vermehrt mit dem Zeitaufwand während der Behandlung. Er war der erste, der innerhalb der gnathologischen Gesellschaft die wissenschaftlichen Ergebnisse für die tägliche Praxis nutzbar machte. Zusammen mit INGRAHAM, PAYNE und THOMAS vertrat er gleichzeitig mit LUNDEEN und HUFFMANN ein Konzept, das die Gnathologie in den Vordergrund stellte. Er versuchte, die Vorzüge der Eckzahnführung anhand von biomechanischen Modellen zu belegen. Seine Bedingungen für eine ,,optimale Okklusion'' (1966) veränderten einige gnathologische Anschauungen. Die Okklusion sollte im Einklang mit der Unterkieferbewegung des Individuums und nicht mit der Therorie oder Technik stehen.

Mit dem kompromißlosen Vorgehen einiger Gnathologen konnte er sich nicht einverstanden erklären. Er warf ihnen vor, ihren Verpflichtungen bei der alltäglichen Behandlung nicht zu genügen. Mittels einer Klassifizierung der Determinanten der Unterkieferbewegung und einer Untersuchung über ihren Einfluß auf die okklusale Morphologie, versuchte er Theorie und Praxis zu einem Kompromiß zu führen, um ungünstige Resultate zu vermeiden.

Er modifizierte außerdem das gnathologische, extraorale Instrumentarium (Gnathograph), das zusammen mit einem Pantographen zur Aufzeichnung der Unterkieferbewegungen verwendet werden kann. Der Dénar-Artikulator, der nach seinen Angaben zur Gruppe der volljustierbaren Geräte zählt, ist eine Modifikation des von McCOL-

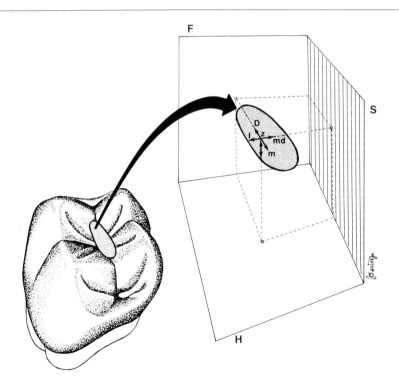

Abbildung 9-3:
Dreidimensionale Darstellung des Freedom-in-centric-Konzeptes.
Bewegungsmöglichkeiten in mesialer (m), distaler (d), lateraler (l) und medianer (md) Richtung, ausgehend von einem zentrischen Kontakt (Z). Die Kontaktebene bezieht sich auf die drei hinteren orthogonalen Ebenen: Horizontalebene (H), Frontalebene (F) und Sagittalebene (S)

LUM und STALLARD entwickelten Gnatho-
skopen. Dieser Artikulator wurde zur Wiedergabe der mittels eines Pantographen aufgezeichneten Unterkieferbewegungen eingesetzt.

Eine optimale Okklusion kann nur dann
erreicht werden, wenn sie für den Patienten
individualisiert wird. Die Kriterien basieren
auf einem umfassenden Verständnis der
Ätiologie okklusaler Belastungen. Die Analyse der interokklusalen Beziehung ergab
Ansätze, vertikale Belastungen abzubauen.
Bezüglich der horizontalen Komponente
schloß er sich der Auffassung an, daß eine
maximale Interkuspidation in terminaler
Scharnierachsenposition erforderlich ist
(d. h. er ging von einer Koinzidenz von habitueller Interkuspidation und retraler Kontaktposition aus). Dadurch werden potentiel-
le horizontale Fehlbelastungen einge-
schränkt. Er erkannte jedoch auch, daß diese Grundsätze zu aufwendigen Rehabilitationen führen und nicht immer notwendig sind.
Daraus resultierte eine modifizierte Gnathologie; diese räumte ein, daß bei Bewegungen
aus der maximalen Interkuspidation heraus
Horizontalkräfte auftreten können. Für die
Zähne sei eine solche Belastung jedoch während funktioneller Bewegungen tragbar. Aus
diesem Grund wandte er D'AMICOS Untersuchungen an, die ergeben hatten, daß Eckzähne einer achtmal größeren horizontalen
Kraftkomponente widerstehen können als
die zweiten Prämolaren. Bei protrusiven Bewegungen ging er davon aus, daß die Schneidezähne in der Lage sind, horizontale Belastungen zu verkraften.

GUICHET unterteilte die Bennett-Bewegung in mehrere Abschnitte. Er fand heraus,
daß während der ersten 4 mm der Einwärts-
Verlagerung des schwingenden Kondylus eine stärkere Lateralversetzung erfolgt. Mit intensiverer Verzahnung nimmt diese zu.

Fast die gesamten Untersuchungen von
GUICHET basierten auf klinischen Beobachtungen. Unter Zuhilfenahme des Basiswis-
sens der Neurophysiologie erklärte er den
Bewegungsmechanismus des Unterkiefers.
Er versuchte die gnathologischen Theorien
und ihre Regeln für die alltägliche
Praxis anwendbar zu machen. Obwohl kein
reiner Gnathologe, trug er zur Entwicklung
einiger gnathologischer Geräte entscheidend
bei.

9.2
Freedom-in-centric

Ursprünglich beschäftigten sich die Anhänger des Freedom-in-centric-Konzeptes nur
mit Okklusionsprinzipien von totalen Prothesen. POSSELT war einer der ersten innerhalb
dieser Gruppe, der die Grundlagen formu-
lierte. Unter seinen zahlreichen Anhängern
wurde das Konzept von ASH und RAMFJORD
in den 70er Jahren am meisten bekannt.

Da sich dieses Konzept in der Hauptsache mit funktioneller Okklusion beschäftigt,
liegt das Gewicht auf den morphologisch-
funktionellen Eigenschaften des Kauorgans.
Einen Schwerpunkt bildete hierbei die Physiologie des Kauorgans. Die Grundlagen der
Neurophysiologie, der Psychologie, der Muskelfunktion, der Gelenkmechanismen und
der Biomechanik bildeten die Basis dieses
Okklusionskonzeptes. Eine der Stärken dieses Konzeptes ist nach Aussage seiner Anhänger das Fehlen gegenteiliger wissenschaftlicher Erkenntnisse.

Freedom-in-centric ist ein vereinheitlich-
tes, offenes Okklusionskonzept, welches
praktisch angewandt werden kann und mit
den Prinzipien einer idealen Okklusion übereinstimmt. Es stellt den Versuch dar, gültige
Kriterien für das Einschleifen und für rekonstruktive Maßnahmen anzubieten, um eine
neuromuskuläre Adaptation überflüssig werden zu lassen. Alle Strukturen des mastikatorischen Systems, die am Kauorgan beteiligt
sind, beziehen sich weniger auf okklusale als
auf funktionelle Charakteristika. Basierend
auf dieser Vorgabe entwickelte sich das Konzept zum Protagonisten einer funktionellen
Okklusion. Charakteristisch ist seine hohe
Flexibilität. Sie macht es in der Praxis bei
verschiedenen Problemen anwendbar.

Dieses Konzept ist anwendbar für alle
Muster maxillomandibulärer Positionen und
es erfüllt die erforderlichen Voraussetzungen
einer physiologischen Beziehung wie z. B.
Unterkieferführung, okklusaler Stabilität,
Kauen und Schlucken.

Wegen dieser breitgefächerten Eigenschaften wird dem Freedom-in-centric-Konzept ein weites Einsatzgebiet innerhalb der
verschiedenen Disziplinen der Zahnheilkun-
de zugesprochen. Es gibt somit dem Praktiker die Möglichkeit, es bei seinen Patienten
anzuwenden. Die Flexibilität ist eine notwen-

dige Voraussetzung, wenn man ohne hochentwickeltes, spezialisiertes Gerät arbeiten möchte.

Entsprechend den ursprünglichen Konzepten dieser Schule fallen retrale Kontaktposition und Interkuspidationsposition zusammen. Um eine Freedom-in-centric sowohl in zentrischen als auch exzentrischen Bewegungen zu ermöglichen, muß die Tiefe der Fossa mit einem kleinen Plateau ausgestattet werden. Bei der Wiederherstellung des Kauorgans stellen das Ausschalten von Dysfunktionen und der Erhalt okklusaler Stabilität wesentliche Ziele dar (Abb. 9-3).

Okklusale Stabiliät wird definiert als ein Gleichgewicht, bei dem anatomische oder funktionelle Abweichungen als Folge zahnärztlicher Behandlungsmaßnahmen, im Rahmen der Adaptationskapazität des Kausystems, toleriert werden können. Nur so kann das Gleichgewicht der Kräfte aufrechterhalten werden.

Obwohl die Zentrik als Ausgangspunkt der Okklusion angesehen wird, wird sie entsprechend den Prinzipien dieses Konzeptes hauptsächlich durch neuromuskuläre Faktoren beeinflußt. Trotz der Ansicht, daß die Zentrik eine funktionelle Position darstellt, ist sie nicht das wichtigste Element der Okklusion. Diese Behauptung wird durch die folgenden Thesen noch unterstützt:

–   Die retrale Kontaktposition darf nach der Beseitigung von Interferenzen oder durch eine restaurative Behandlungsmaßnahme nicht in die habituelle Interkuspidation überführt werden.
–   Propriozeptive Funktionen, die im Zentralnervensystem die Muskelaktivität während der Kaufunktion steuern, sind sowohl für die terminale Scharnierachsenposition als auch für die Interkuspidation von großer Bedeutung.
–   Bei umfangreichen restaurativen Wiederherstellungsmaßnahmen besteht häufig ein erheblicher Unterschied zwischen der erreichten und der theoretisch möglichen retralen Kontaktposition; ein Umstand, der auch für die anderen Okklusionskonzepte zutrifft.

Die Vertikaldimension steht in diesem Konzept sowohl in Beziehung zum Vertikalabstand als auch zur habituellen Interkuspidation. Trotz der generellen Auffassung, daß hier wechselseitige Beziehungen zwischen

beiden Positionen vorliegen, nehmen die Verfechter des Freedom-in-centric-Konzeptes an, daß die Ruheschwebelage die Bestimmung der vertikalen Dimension okklusaler Kontakte erlaubt und nicht daß der Interokklusalabstand von der Vertikaldimension abhängig ist.

Praktisch gleich ist nach Beseitigung aller Interferenzen der vertikale Abstand bei Kieferschluß in terminaler Scharnierachsenposition und habitueller Interkuspidation. Dies bedeutet jedoch nicht, daß beide Positionen (Zentrik und Interkuspidation) in einem Punkt zusammenfallen; vertikal gesehen befinden sie sich aber auf gleichem Niveau. Dies trifft besonders dann zu, wenn eine Diskrepanz zwischen terminaler Scharnierachsenposition und Interkuspidation vorliegt, die von der Positionierung der Kondylen abhängt. Deshalb sollte nach Ansicht der Verfechter dieses Konzeptes die Vertikaldimension während des Einschleifens niemals aus der Interkuspidationsposition geändert werden.

Auf der Laterotrusionsseite besteht keine Notwendigkeit zu Vielpunktkontakten. Ziel bleibt eine freie Beweglichkeit während Laterotrusion und Lateroprotrusion. Aus der terminalen Scharnierachsenposition und der habituellen Interkuspidation sowie aus jeder anderen Position sollte ein störungsfreies Gleiten möglich sein. Sollten Führungsflächen für eine Laterotrusion notwendig sein, so sind diese am besten mittels einer Eckzahnführung unter Berücksichtigung des sagittalen Überbisses zu erreichen.

Da axiale Kräfte immer besser aufgenommen werden, sollten durch Mediotrusionskontakte hervorgerufene horizontale Kräfte auf ein Minimum reduziert werden. Bei der natürlichen Bezahnung sollten Mediotrusionskontakte vermieden werden, um ein störungsfreies Gleiten des Unterkiefers zu ermöglichen.

Die Überlegungen von SCHUYLER und BEYRON, die die Freedom-in-centric-Schule entscheidend beeinflußten, werden im folgenden vorgestellt; daran schließen sich die von PANKEY-MANN und DAWSON an.

9.2.1
CLYDE H. SCHUYLER

In SCHUYLERS Beitrag zur modernen Okklusionslehre finden sich Hinweise zur Beseiti-

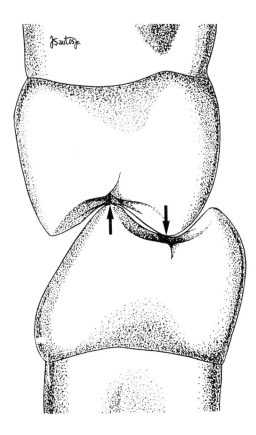

Abbildung 9-4:
Die Zahn-zu-Zahn-Beziehung in habitueller Interkuspidation zeigt einen Höckerkontakt gegen ein Plateau der Fossa, entsprechend Schuylers Konzept der *long centric*

gung okklusaler Disharmonien in der natürlichen Bezahnung. Er hat sich weiterhin mit dem Konzept der Freiheit-in-Zentrik und der Frontzahnführung beschäftigt.

Nach seiner Definition ist Freedom-in-centric eine Kieferrelationsposition, in der terminale Scharnierachsenposition und habituelle Interkuspidation zusammenfallen, wobei ein gewisser Raum für exzentrische Bewegungen verbleibt, ohne daß dieser durch Höckerabhänge beeinflußt wird (Abb. 9-4).

Schuyler übernahm den Vorschlag Posselts, eine Differenz von 0,5 bis 1,0 mm in der Sagittalen zwischen dem einfachen Kieferschluß und einer retrudierten Unterkieferposition zuzulassen. Er stellte außerdem fest, daß ein breites Spektrum an verschiedenen Techniken zur Aufzeichnung der terminalen

Scharnierachsenposition vorhanden ist, und schloß daraus, daß diese Relationsbestimmung keinen festen Punkt, sondern eine horizontale Fläche ergibt. Er schlug deshalb vor, bei einer Wiederherstellung der natürlichen Bezahnung einen Spielraum von 0,5 bis 1 mm in anterior-posteriorer und lateraler Richtung aus der terminalen Scharnierachsenposition zu schaffen.

Seine Vorstellungen wurden durch ein mechanisches Modell gestützt. Trifft ein sich bewegendes Objekt auf eine geneigte Fläche, so vermindert sich die Wucht des Aufpralls. Sie erhöht sich jedoch bei senkrechtem Aufschlag. Während des Kauprozesses kommt es zunächst zu einem Kontakt in zentrischer Position, der dann schnell wieder verlassen wird. Wenn die unteren Höcker tief in die antagonistischen Fossae eindringen und dann auf die Höckerabhänge prallen, besteht die Möglichkeit einer Traumatisierung.

Bei der Korrektur okklusaler Disharmonien setzte er sich folgende Ziele:
- Maxillomandibuläre Zentrierung in habitueller Interkuspidation
- Maximale Kraftverteilung in Okklusion
- Stabilisierung der intermaxillären Öffnung
- Ausgleich von Höckerabhängen zwischen gleichwertigen Zahngruppen, um exzentrische Belastungen gleichmäßig zu verteilen
- Okklusales Gleiten, ohne Attrition
- Verringerung der Neigung der Führungsflächen, um eine günstige, gleichmäßige Krafteinleitung auf die parodontalen Strukturen zu erreichen
- Erhalten der Schärfe schneidender Höcker
- Verbesserung des Speiseflusses
- Verkleinerung des okklusalen Tisches.

Da Schuyler davon ausging, daß in der natürlichen Bezahnung die Zähne und die Gelenke die Unterkieferbewegungen beeinflussen, erschien eine Koordination dieser beiden Faktoren notwendig. Dabei stand die Reduktion der okklusalen Kräfte sowie der Schutz und Erhalt sensibler Strukturen im Vordergrund. Er nahm an, daß jeder deflektive Kontakt auf die Gelenke wie ein Drehpunkt wirkt, wobei der Unterkiefer durch die Kaumuskulatur als Hebelarm wirkt.

Schuylers Frontzahnführungskonzept wurde durch die oben genannten Grundsätze zusammengefaßt. Das Kiefergelenk selbst limitiert die Unterkieferbewegungen außerhalb des okklusalen Kontaktbereiches. Entsprechend seinen Vorstellungen beeinflussen die Zähne, im Bestreben, die Interkuspidation herzustellen, während des Durchbruchs in zunehmendem Maße die Unterkieferführung. Er räumte der Front-Eckzahnführung keine herausragende Stellung ein.

In bezug auf die natürliche Bezahnung machte er drei Alternativvorschläge zur Front-Eckzahnführung:
– sie entweder nicht zu verändern oder
– Veränderungen nur durch selektives Einschleifen vorzunehmen oder
– Veränderungen nur mittels restaurativer Maßnahmen durchzuführen.

Nach seinen Vorstellungen liegt der Sinn der Front-Eckzahnführung in der freien Beweglichkeit der Kondylen bei fehlenden Seitenzahnkontakten während Lateralbewegungen. Durch die Frontzahnführung sollte jede horizontale Krafteinleitung auf die Zähne vermieden werden.

9.2.2
BEYRONS Konzept

Nach BEYRONS Vorstellungen sollte die Okklusion funktionell angemessen sein und Unbehagen vermeiden. Er nahm an, daß die funktionelle Adaptation der Unterkieferbewegungen durch die Kaubewegung ausgelöst wird. Die normale oder physiologische Kaufunktion wirkt, solange keine neuromuskulären Störungen vorliegen, nicht destruktiv. Eine optimale Funktion erfordert geringere Muskelaktivität und steht im Einklang mit dem neuromuskulären System und dem Kiefergelenk. Eine solche Okklusion ist nicht als statisches System anzusehen. Er fand heraus, daß ein günstiges Zusammenspiel von Morphologie und Funktion als der natürlichste Zustand angesehen werden kann. BEYRON leitete eine longitudinale Untersuchung, die sich mit okklusalen Veränderungen und ihren Auswirkungen auf Patienten mit einwandfreier Okklusion befaßte. Er teilte die Probanden entsprechen ihren Unterkieferbewegungsmustern vier Gruppen zu:
– Versuchspersonen mit allseitigen Gleitbewegungen
– mit vorzugsweise beidseitigen Bewegungen

– sagittaler Bewegungscharakteristik und
– mit unilateralen Kauzyklen.

In einer umfangreichen Untersuchung beschäftigte er sich mit australischen Ureinwohnern und beobachtete, daß Gruppen von Zähnen während Exkursionsbewegungen unabhängig voneinander funktionierten. Er schloß seine Studien mit der Feststellung, daß Mediotrusionskontakte sowohl bei jungen Menschen als auch bei solchen mit fortgeschrittener Abrasion fehlten. Auf diese Beobachtungen stützte er seine Theorie von der sich selbst erhaltenden Okklusion. Unvermeidliche Veränderungen, die auf Grund von Alter und Abnutzung entstehen, führen zu okklusalen Veränderungen, die zwar als ausreichend, aber nicht als optimal charakterisiert werden können.

Bei Betrachtung der interokklusalen Relationen stellte er fest, daß neuromuskuläre Vorgänge des Kauorgans (Propriozeption und Schmerzempfindung) die beteiligten Gewebe gegen übermäßige Kräfte schützt. Dieser Schutzreflex spielt während der Entwicklung von Bewegungsmustern eine entscheidende Rolle. Die afferenten Signale der okklusalen Kontakte werden im Zentralnervensystem gespeichert und durch Wiederholung verstärkt. Okklusale Kontakte sind in der Lage, den Kauzyklus zu regulieren, indem sie synchronisierte und harmonische Kontraktionsmuster für die beteiligte Muskulatur entwickeln.

Als Zusammenfassung seiner Untersuchungen behauptete er, daß bei den meisten Menschen in der Interkuspidation ein anterior-posteriores Gleiten zwischen 0 und 2 mm möglich ist. Nur bei 10% der Untersuchten fand sich eine Koinzidenz von terminaler Scharnierachsenposition und habitueller Interkuspidation. Die Kontakte während des Schluckaktes lagen unmittelbar vor der retralen Kontaktposition; zwischenzeitliche Leerkontakte traten posterior oder in der Nähe der Interkuspidationsposition auf. Er ging von einer funktionellen Strecke zwischen Interkuspidation und retraler Kontaktposition aus; aus physiologischer Sicht sollte diese jedoch nicht größer als 2 mm sein. Außerdem stellte er fest, daß das Vorhandensein einer lateral vor der eigentlichen Scharnierachsenposition liegenden Kontaktposition eine muskuläre Inkoordination hervorruft und damit zu einem wichtigen ätiologischen Faktor für

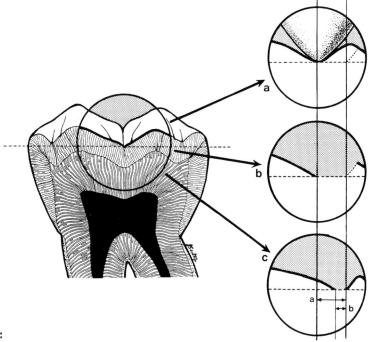

Abbildung 9-5:
Kontaktpositionen.
a) Habituelle Interkuspidationspositionen beim Auftreffen des Höckers in die Fossa des antagonistischen unteren Molaren;
b) Einschleifen einer Freedom-in-centric;
c) Long-centric (b), verglichen mit der Situation (a)

Bruxismus wird. Gleichzeitige antagonistische Kontakte auf der oben beschriebenen funktionellen Strecke wurden für eine ausreichende okklusale Stabilität als notwendig angesehen.

BEYRON fand heraus, daß Zahnreihenkontakte nach kurzen lateralen oder kombiniert lateroprotrusiven Bewegungen des Unterkiefers auftreten. Dieser Bewegungsablauf erzeugt Gleitkontakte, die aus einer Lateralposition in die maximale Interkuspidationsposition und 2–3 mm darüber hinaus führen. Einen posterolateralen Kontakt sah er als physiologisch an. Tritt dieser jedoch während funktioneller Leerbewegungen auf, so überschreitet er die funktionelle Bandbreite; er muß dann als unphysiologisch und Bruxismus begünstigend angesehen werden. Eine Eckzahnführung, die freie, funktionelle Bewegungen ermöglicht, hielt er für günstig. Er empfahl sie besonders dann, wenn es galt, schädliche Horizontalkräfte (besonders bei

parodontal geschädigten Zähnen) zu vermeiden. Eine Indikation zur Gruppenführung sah er nicht.

Folgende Punkte waren bei der oralen Rehabilitation besonders wichtig:
–   Bilaterale Kontakte distal der habituellen Interkuspidation des Unterkiefers, um eine stabile Okklusion zu erreichen
–   Freiheit zwischen maximaler Interkuspidation und retrusiven Bewegungen
–   Stabile okklusale Beziehungen, wobei die auftretenden Kräfte während des Zusammenbeißens axial von den Seitenzähnen abgefangen werden
–   Höckerspitzenkontakte in den gegenüberliegenden Fossae mit Freiheit für die retrusive Komponente
–   Dreipunktkontakte in den Fossae
–   Gleichzeitige, beidseitige, störungsfreie und uneingeschränkte Arbeitskontakte, die sich auf den aktiven Segmenten der Okklusalfläche – innerhalb des Funk-

tionsbereiches – ausprägen. Sie befinden sich nahe der habituellen Interkuspidationsposition. Die Anzahl der Zähne, die an der Gruppenführung beteiligt sind, ist dabei nicht entscheidend, solange sämtliche Bewegungsabläufe ohne Interferenzen stattfinden
– Akzeptabler Interokklusalabstand.

9.2.3
Okklusales Konzept von PANKEY und MANN
Während eines Kurses über orale Rehabilitation, bei dem ein Monson-Artikulator benutzt worden war, und einem Kurs über Totalprothetik, der sich an der ,,Functionally-generated-path''-Technik (FGP) orientierte, kam PANKEY der Gedanke, beide Verfahren miteinander zu verknüpfen. Er kombinierte die ,,Monson-Kalotte'', mit der die Kompensationskurven festgelegt werden, mit MEYERS FGP-Konzept. Hinzu kam noch die von SCHUYLER vorgeschlagene Theorie der Frontzahnführung. Damit konnten beide Konzepte miteinander vereinigt werden. Diese bildeten die Grundlage für PANKEYS und MANNS Konzept der oralen Rehabilitation, das Gesundheit, Kaueffizienz, Kaukomfort und Ästhetik zum Ziel hatte.

Das PANKEY-MANN-Konzept, in letzter Zeit auch als PANKEY-MANN-SCHUYLER-Konzept bezeichnet, stützt sich vor allem auf die Gruppenführung. Der Gruppenführung liegt gedanklich zu Grunde, daß ein bestimmtes Maß an Horizontalkräften, innerhalb funktioneller und physiologischer Grenzen, stimulierend auf den Parodontalapparat der Seitenzähne wirkt und für eine gleichmäßige Verteilung der Kräfte hilfreich ist.

Die fundamentalen Prinzipien dieses Konzepts wurden folgendermaßen definiert:
– Stabile und statische Kontakte in terminaler Scharnierachsenposition werden auf eine möglichst große Anzahl von Zähnen verteilt.
– ,,Long-centric'' oder ,,Freedom-in-centric'' (Abb. 9-5) wird als okklusales Gleichgewicht mit anteriorem Gleiten zwischen terminaler Scharnierachsenposition und habitueller Interkuspidation (1 mm) definiert. Zusätzlich wird ein kleiner lateraler Freiheitsraum zur Erleichterung der Seitwärtsbewegung in der Horizontalebene erlaubt. Dabei soll gleichzeitig eine Abstimmung mit den Kiefergelenken und ihren Bewegungsmöglichkeiten gegeben sein.
– Während der Laterotrusion sollte eine harmonische Kontaktbeziehung auf allen beteiligten Abhängen von Front- und Seitenzähnen, entsprechend der Frontzahnführung, gegeben sein. Die Kontaktfläche, die die bukkalen Höcker der unteren Seitenzähne mit den Laterotrusionsfacetten der oberen Zähne besitzt, verkleinert sich nach distal.
– Auf der Mediotrusionsseite sollte kein Kontakt vorhanden sein, da es ansonsten zu einer Schädigung des Kiefergelenks kommen kann.
– Während der Protrusion sollte es zu einer sofortigen Disklusion der Seitenzähne kommen.
– Von allen Faktoren, die die okklusale Morphologie der Seitenzähne beeinflussen (z.B. Höckerhöhe, Neigung der Höckerabhänge und Tiefe der Fossae), sind die folgenden am wichtigsten:
– Das Kiefergelenk
– Die Frontzahnführung, deren Steilheit mit Overjet und Overbite korrespondieren muß. Sie hat Einfluß auf die Steilheit der Höcker im Seitenzahnbereich.
– Die Bennett-Bewegung, bei der ein Kontakt antagonistischer Zähne sowohl in zentrischer als auch in exzentrischer Lage notwendig ist, um eine bessere Kraftverteilung zu erreichen.

9.2.4
DAWSONS Konzept
Peter DAWSON gründete einen Großteil seiner Arbeit auf das PANKEY-MANN-SCHUYLER-Konzept und auf die Okklusionsstudien von RAMFJORD und ASH.

Er entwickelte ein neues Verfahren, um den Unterkiefer in die terminale Scharnierachsenposition zu führen (bimanuelle Technik), und ein weiteres für die Aufzeichnung von Grenzbewegungen des Unterkiefers, entsprechend der FGP-Technik. Verfahren zur Herstellung einer individuellen Front-Eckzahnführung und zur Messung der ,,long-centric'' wurden von ihm vervollkommnet, um so (seiner Meinung nach) die Okklusion präzise einstellen zu können. Während er zu Beginn seiner Tätigkeit der PANKEY-MANN-SCHUYLER-Gruppe anhing, zeigte seine Entwicklung die Rückkehr zur klassischen gnathologischen Schule. Im Verlauf dieses Prozesses akzeptierte er nur noch volljustierbare Artikulatoren und benutzte Pantographen, um im Rahmen von oralen Rehabilitationen mit geringsten Abweichungen arbeiten zu können.

Seine Ideen bezogen sich immer auf die Probleme der täglichen Praxis. Das oberste Ziel bei allen zahnärztlichen Behandlungsmaßnahmen war das Erreichen einer optimalen Mundgesundheit. Um dieses Ziel zu erreichen, vereinfachte er einige Verfahren. Kiefergelenk, Frontzahnführung und die Grenzbewegungen des Unterkiefers zählte er zu den Grundlagen, die ein Behandler vor Durchführung einer oralen Rehabilitation verstanden haben sollte.

Seine Kriterien für eine optimale okklusale Rekonstruktion waren:

– Stabile Kontakte auf allen Zähnen in terminaler Scharnierachsenposition. Dabei sollten sich die Kondylen in höchster und rückwärtigster, nicht seitenverschobener Lage befinden.
– Frontzahnführung in Übereinstimmung mit den individuellen Grenzbewegungen.
– Disklusion der Seitenzähne bei Protrusion.
– Disklusion der Seitenzähne auf der Mediotrusionsseite.
– Keine Interferenzen auf der Arbeitsseite. Im Seitenzahnbereich sollte eine Gruppenfunktion bestehen, damit Frontzahnführung und Bewegungen der Kondylen harmonisch verlaufen; ansonsten kommt es zu einer Disklusion der Seitenzähne auf Grund der Frontzahnführung. Das Ausmaß der Gruppenführung ist abhängig von mehreren Faktoren, die eine

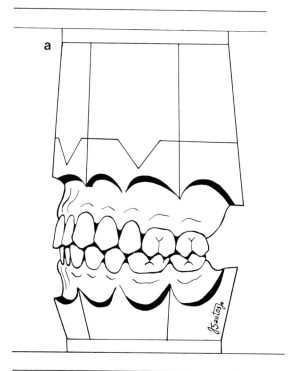
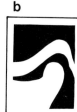

Abbildung 9-6:
Modellvorstellung von GERBER: Korrekte Lage des Modells **(a)** bei zentrierter Lage der Kondylen **(b)**

Verteilung der lateralen Kräfte bewirken. Für den Aufbau einer idealen Okklusion war seines Erachtens nach die Front-Eckzahnführung entscheidend. Front- und Eckzähne sind auf Grund ihrer günstigen mechanischen Position zum Drehpunkt (Kiefergelenk) und zur Kraft (Kaumuskulatur) eher in der Lage, Belastungen abzufangen als die Seitenzähne. Außerdem umgibt dichter Knochen die langen Wurzeln dieser Zahngruppe – sie besitzen auch ein günstigeres Kronen-Wurzel-Verhältnis. Für DAWSON bot die Front-Eckzahnführung den Ausgangspunkt für eine physiologische Okklusion. Er stellte den Unterkiefer als Dreibein dar, wobei in terminaler Scharnierachsenposition die Kondylen die beiden hinteren Beine (zwei Punkte eines Dreiecks) symbolisieren. Die Frontzähne repräsentieren die Spitze des Dreiecks. Interfe-

renzen mit den Seitenzähnen werden dadurch ausgeschlossen.

DAWSON vertrat die von ihm als sog. „Nußknacker-Theorie" apostrophierte Meinung, daß je weiter die Nuß (Frontzähne) vom Widerlager (Kondylen) entfernt liegt, desto geringere Kräfte wirken auf die Nuß ein. Die Schutzfunktion der Frontzähne verbessert sich in dem Maße, wie man die Schale der Nuß verstärkt. Aus klinischer Sicht ist deshalb ein besonderes Augenmerk auf die Frontzahnbeziehungen zu richten.

Seiner Ansicht nach darf die Kondylenbahn keinen Einfluß auf die Front-Eckzahnführung haben, so daß die frontale nicht unbedingt mit der kondylären Führung in Einklang stehen muß. Die Kondylenbahn bedingt jedoch die Unterkiefergrenzbewegungen; in einem freibeweglichen Gelenk ist die

Abbildung 9-7:
Modellvorstellung von GERBER: Posteriores Klaffen des Split-Cast **(a)** auf Grund einer Kiefergelenkkompression **(b)**

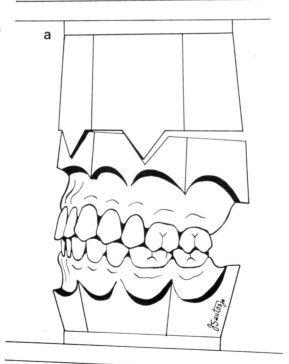

Abbildung 9-8:
Modellvorstellung von
GERBER: Inkongruenzen des
Split-Cast **(a)** auf Grund
einer Kiefergelenkdistrak-
tion **(b)**

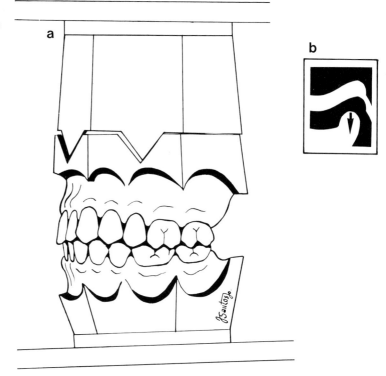

Abbildung 9-9:
Modellvorstellung von
GERBER: Vorverlagerung
der Modelle **(a)** auf Grund
einer Rückverlagerung der
Kondylen **(b)**

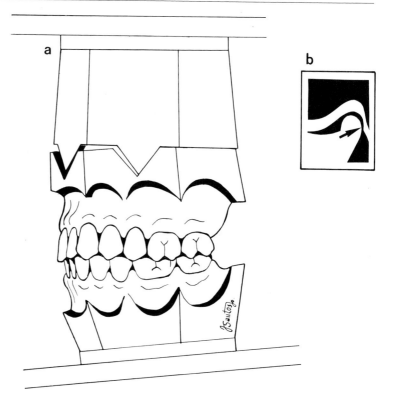

Muskulatur sowohl für Funktion als auch für Dysfunktion verantwortlich.

9.2.5
GERBERS Theorie der kondylären Verlagerung

Im folgenden wird GERBERS Theorie der kondylären Verlagerung besprochen. Sie ist bei den Zahnärzten in Europa, insbesondere in der Schweiz, hoch angesehen.

Das Wirken des Begründers dieser Theorie wurde entscheidend von GYSI beeinflußt. Er verglich Okklusion und Kiefergelenk mit zwei ineinandergreifenden Zahnrädern, um das harmonische Zusammenspiel beider zu veranschaulichen.

GERBER lehrte zunächst am Zahnärztlichen Institut der Universität Bern und wurde dann GYSIS Nachfolger in Zürich.

Er begann eigene Untersuchungen, um die Reproduzierbarkeit von Unterkieferbewegungen mittels Artikulatoren zu erforschen, da er nicht ganz mit GYSIS Vorstellungen übereinstimmte. Sein geometrisch-mechanisches System, das auf Arbeiten von BONWILL, MONSON und VON SPEE basierte, war durch Registrierung des Gotischen Bogens zur Erfassung der Unterkieferbewegungen viel besser als frühere Systeme in der Lage, diese Aufgabe zu erfüllen. Mit der Arbeitsbewegung des Gysischen Artikulators war er nicht einverstanden, da er die Bewegungen als unvereinbar mit den Beschreibungen von BENNETT bzw. seinen eigenen Untersuchungen (Seitwärts- und Abwärtsbewegung des Arbeitskondylus) hielt – die aber auch nicht korrekt waren.

In Diskussionen mit ACKERMANN, WILD, THIELEMANN, PARMA und DRUM beschäftigte er sich später auch mit der Problematik der Parodontalerkrankungen und den Dysfunktionen des Kiefergelenks. 1947 referierte er auf der Jahrestagung der American Dental Association (ADA) über eigene Beobachtungen: Malokklusion kann zu Zahnlockerung und -wanderung führen, insbesondere nach Zahnverlust im Frontzahnbereich.

GERBERS Name wird heutzutage vor allem mit der Theorie der mechanischen Verlagerung der Kondylen in Zusammenhang gebracht. Zunächst war diese Theorie mit COSTEN verbunden, der Schmerzsyndrome des Mittelohrs und des Kiefergelenks be-

schrieben hatte. COSTEN nahm an, daß Druck auf den N. auriculotemporalis, die Chorda tympani und die Tuba eustachii Schmerzsensationen auslösen können, die durch einen Tiefbiß nach Zahnverlust im Seitenzahnbereich verursacht werden können. SICHER und später auch SCHWARTZ versuchten diese Behauptungen an Leichen zu widerlegen. Deshalb übernahm GERBER auch nur einen Teil von COSTENS Ergebnissen.

Nach GERBER kann die Ursache von Kiefergelenkbeschwerden wie folgt beschrieben werden: Disharmonien im Bereich der Gelenkoberflächen, die durch Malokklusion während funktioneller bzw. parafunktioneller Bewegungen auftreten, sind in der Lage, Gelenkgewebe zu traumatisieren und/oder Spasmen in der Kau- bzw. Kauhilfsmuskulatur hervorzurufen.

Bei normaler oder idealer Okklusion (GERBER unterschied nicht zwischen beiden Begriffen) stehen die Zähne in maximaler Interkuspidation; dabei befinden sich die Kondylen in einer mittenzentrierten und höchsten, nicht seitenverschobenen Position. Die Zähne befinden sich in einer Höckerspitzen-Fossa (Mörser und Pistill)-Beziehung und besitzen in dieser Lage einen geringen Spielraum. Unter einem „zentrierten" Kondylus verstand er einen definierten Abstand zwischen den Gelenkköpfchen und der Gelenkpfanne. Dieser Raum sollte groß genug sein, um Diskuskompressionen bei maximaler Interkuspidation zu vermeiden.

Entsprechend dieser Vorstellung führt jede Abweichung der mandibulären Zentrierung zu einer Kondylenverlagerung. Um bei maximaler Interkuspidation die verschiedenen kondylären Verschiebungen diagnostizieren zu können, wurden vier Verfahren angewandt:

–   Einartikulieren mittels Gotischem Bogen (Pfeilwinkelregistrat). Okklusale Analyse der einartikulierten Modelle (Kondylator) mittels Split-Cast, ein Verfahren, das auf der Lauritzen-Technik basierte. Die beweglichen Modelle erlaubten eine Diagnose der Verschiebungsrichtung bei Kieferschluß in maximaler Interkuspidation.

–   Röntgenaufnahmen des Kiefergelenks in habitueller Interkuspidation. Bei kranialexzentrischer Einstellung nach SCHÜLLER-LINDBLOM (22°/10°-Projektion) wer-

den die oberen lateralen Pole der Gelenke am besten dargestellt.
- Der Resilienztest. Er basiert auf der Tatsache, daß alle Gelenke des menschlichen Körpers einen gewissen Grad an Nachgiebigkeit besitzen. Bei diesem Test wird 0,6 mm starke Zinnfolie zwischen die Prämolaren gelegt. Dann werden mit Hilfe einer dünnen Kunststoffolie im Bereich der kontralateralen Seite die Molarenkontakte überprüft. Kommt es dabei zu einem Kontakt, so spricht man von einer physiologischen Gelenkresilienz. Eine *Kompression* liegt vor, wenn selbst bei 0,3 mm dicker Folie im Prämolarenbereich kein gegenüberliegender Kontakt nachgewiesen werden kann.
- Klinische Untersuchungen mit Muskelpalpation und Interpretation des Gotischen Bogens. Entsprechend dem Ergebnis der diagnostischen Tests, die oben beschrieben wurden, definierte GERBER folgende Situationen bei der Interpretation der nach der Split-Cast-Methode gesockelten Modelle:
  - Liegt das obere Modell vollkommen stabil auf dem Sockelgips und ist der Resilienztest positiv (0,6 mm Folie), dann sind die Kondylen mittenzentriert. Dies wird als optimale Position angesehen (Abb. 9-6).
  - Hebt sich das obere Modell distal vom Sockelgips ab und liegt ein negativer Resilienztest vor (0,3 mm Folie), befinden sich die Kondylen zwar im oberen Teil des entsprechenden Gelenks, der Gelenkspalt ist jedoch verkleinert *(Kompression)* (Abb. 9-7). Eine mögliche Ursache für dieses klinische Bild wäre ein Seitenzahnverlust bei ungenügender Vertikaldimension.
  - Hebt sich das obere Modell vorne vom Sockelgips ab und ist der Patient in der Lage, eine 1,2 mm dicke Folie zwischen den Prämolaren zu halten, sind die Kondylen zentriert, der Gelenkspalt jedoch vergrößert *(Distraktion)* (Abb. 9-8). Ursachen könnten eine ,,zu hohe'' Restauration im Seitenzahnbereich, Elongation der dritten Molaren oder eine Mesialdrift der zweiten Molaren sein.

- Sind die oberen Modelle nach vorne und unten verschoben und lösen sich anterior ab oder sind sie nach hinten und unten verschoben und lösen sich posterior ab, so paßt der Resilienztest auf den zweiten und dritten beschriebenen Fall. Die Kondylen befinden sich dann in einer rückwärtigen und tieferen bzw. in einer vorverlagerten und tieferen Lage. Der Gelenkspalt wäre anterior (Abb. 9-9) bzw. posterior vergrößert. Im ersten Fall wären deflektive Okklusalkontakte und ein Tiefbiß bei Angle-Klasse II verantwortlich. Den zweiten erklärte er durch das Auftreten von Abgleitkontakten in maximaler Interkuspidation.
- Sind die Modelle seitlich verschoben, ohne daß die Gelenkresilienz überprüft werden konnte, befinden sich die Kondylen in einer transversal verlagerten Stellung. Ursache ist ein ablenkender, lateraler Okklusalkontakt.

Für GERBERS Theorien gibt es jedoch kaum wissenschaftliche Belege. Die meisten seiner Veröffentlichungen enthielten Behauptungen und klinische Beschreibungen. Deshalb sind seine Überlegungen jedoch nicht wertlos. Er bemühte sich z.B. sehr um eine reproduzierbare Gelenkröntgentechnik. Seine Vorstellungen von einer starren kondylären Verlagerung mag nicht viele Anhänger gefunden haben, jedoch beeinflußten seine Ansichten zur Ursache und Behandlung von Kiefergelenkbeschwerden die gnathologische Gruppe.

9.3
Die klinische Anwendung der verschiedenen Konzepte

Versucht man die unterschiedlichen klinischen Schlußfolgerungen der vorgestellten Konzepte zu analysieren, so erscheint es derzeit nicht möglich, wissenschaftliche Beweise für die Unterstützung oder Ablehnung einzelner Theorien oder Methoden zur Diagnose und Behandlung zu finden. Klinisch kontrollierte Studien mit brauchbaren Arbeitshypothesen gibt es kaum.

Es ist deshalb notwendig, für zukünftige wissenschaftliche Untersuchungen einen operationalen Ansatz zu wählen bzw. ein Schema zur Diagnose und Behandlung okklu-

sionsbedingter Erkrankungen aufzustellen.
Auf dieser Basis sollten wissenschaftliche
Untersuchungen durchgeführt werden. Dafür
könnten die folgenden Überlegungen ASHS
einen Weg darstellen:

- Im Vordergrund steht, trotz des Einflusses von Alter, Gebrauch, Abnutzung und Trauma, die Aufrechterhaltung der Funktionstüchtigkeit des Kauorgans.
- Für das Kiefergelenk besteht ein relativ großer Bewegungsspielraum, der zur Aufrechterhaltung eines funktionstüchtigen Systems notwendig ist.
- Exzentrische Bewegungen sollten in allen drei Dimensionen möglich sein.
- Das Okklusionskonzept, das klinisch eingesetzt werden sollte, soll effiziente Unterkieferbewegungen erlauben, würde zu okklusaler Stabilisierung führen, wäre bei Total- und Teilrehabilitationen anwendbar, würde sich am Bedürfnis und den finanziellen Möglichkeiten des Patienten orientieren, wäre von jedem Behandler anwendbar und würde keinen speziell ausgebildeten Zahntechniker erfordern.

Weiterführende Literatur

ACKERMANN, F.: *Le Mécanisme des mâchoires (naturelles et artificielles)*, Paris, 1953, Masson & Cie.

ADAMS, S. H., and ZANDER, H. A.: Functional tooth contacts in lateral and in centric occlusion, *J. A. D. A.* **69:** 445–473, 1964.

ALEXANDER, P. C.: Movements of the condyle from rest position to initial contact and full occlusion, *J. A. D. A.* **45** (3): 284–293, Sept. 1952.

ANDERSON, D. J., and PICTON, D. C. A.: Tooth contact during chewing, *J. Dent. Res.* **36:** 21–26, 1957.

AOKI, H.: Current concepts of occlusion in prosthetic dentistry, *Bull. Kanagawa Dental Coll.* **9** (2): 115–120, 1981.

ARNOLD, N. R., and FRUMKER, S. C.: *Occlusal treatment: prevention and corrective occlusal adjustment*, Philadelphia, 1976, Lea & Febiger.

ASH, M. M., et al.: *Functional occlusion. I. A workbook and study guide for a course in functional occlusion*, Ann Arbor, Mich., 1975, School of Dentistry, The University of Michigan, 279 pp.

ASH, M. M., et al.: *Functional occlusion. III. An introduction to the diagnosis and treatment of occlusal problems*, Ann Arbor, Mich., 1977, School of Dentistry, The University of Michigan.

ASH, M. M., and RAMFJORD, S. P.: *An introduction to functional occlusion*, Philadelphia, 1982, W. B. Saunders Co.

BAILEY, J. O., Jr.: Electromyographic silent periods and jaw motion parameters: quantitative measures of TMJ dysfunction, *J. Dent. Res.* **56:** 249, 1977.

BARBENEL, J. C.: The biomechanics of TMJ: a theoretical study, *J. Biomechan.* **5:** 251–256, 1972.

BARBENEL, J. C.: The mechanism of TMJ: a theoretical and electromyographical study, *J. Oral Rehabil.* **1:** 19–27, 1974.

BARNETT, A. V.: Masticatory movements, *Austral. Dent. J.* **8** (6): 504–505, Dec. 1963.

BASSANTA, A. D.: Contribuição ao estudo das facetas de desgaste dos dentes naturais, no lado de trabalho, pelo método de estereofotogrametria, *Rev. Fac. Odont. S. Paulo* **11** (2): 223–234, July–Dec. 1973.

BAUER, A., and GUTOWSKI, A.: *Gnathology: introduction to theory and practice*, Chicago, 1976, Quintessence.

BELL, W. E.: *Clinical management of temporomandibular disorders*, Chicago, 1982, Year Book Medical Publishers.

BENNETT, N. G.: A contribution to the study of the movements of the mandible, *J. Prosth. Dent.* **8** (1): 41–54, Jan. 1958.

BENNETT, N. G.: The movements of the mandible in relation to prosthetics, *Brit. Dent. J.* **45** (4): 217–227, Feb. 1924.

BESSETTE, R., et al.: Duration of masseteric silent period in patients with TMJ syndrome, *J. Applied Physiol.* **30:** 864–869, 1971.

BEYRON, H.: Characteristics of functionally optimal occlusal rehabilitation, *J. A. D. A.* **48** (6): 648–656, June 1954.

BEYRON, H.: Occlusal changes in adult dentition, *J. A. D. A.* **48:** 675, 1954.

BEYRON, H.: Occlusal relationship, *Int. Dent. J.* **2:** 467, 1952.

BEYRON, H.: Occlusal relations and mastication in Australian aborigines, *Acta Odont. Scand.* **22:** 597, 1964.

BEYRON, H.: Optimal occlusion, *Dent. Clin. North Am.* **13:** 537–554, July 1969.

BEYRON, H.: Point of significance in planning restorative procedure, *J. Prosth. Dent.* **30:** 641–652, Oct. 1973.

BONWILL, W. G.: The science of the articulation of artificial dentures, *Dent. Cosmos* **20:** 321, 1878.

BOOS, R. H.: Basic anatomic factors in jaw position, *J. Prosth. Dent.* **4** (3): 200–203, March 1954.

BOX, H. K.: Experimental traumatogenic occlusion in sheep, *Oral Health* **25:** 9, 1935.

BOX, H. K.: Traumatic occlusion and traumatogenic occlusion, *Oral Health* **20:** 642, 1930.

BRECKER, S. C.: *Clinical procedure in occlusal rehabilitation,* Philadelphia, 1958, W. B. Saunders Co., p. 14.

BREKKE, C. A.: Jaw function: hinge rotation, *J. Prosth. Dent.* **9** (4): 600–606, July–Aug. 1969.

BUTLER, J. H., and ZANDERS, H. A.: Evaluation of two occlusal concepts, *Am. Equilibration Soc. Compendium* **9**: 144–158, 1969.

CAMPION, G. C.: Some graphic records of movements of the mandible in the living subject and their bearing on the mechanism of the joint and the construction of articulators, *Dent. Cosmos* **47** (1): 39–42, Jan. 1905.

COHN, L. A.: Discussion of "Mandibular movements in three dimensions", *J. Prosth. Dent.* **13** (3): 480–484, May–June 1963.

CLAYTON, J. A.: Border positions and restoring occlusion, *Dent. Clin. North Am.* **14**: 525–542, July 1971.

CLAYTON, J. A., et al.: Graphic recordings of mandibular movements: research criteria, *J. Prosth. Dent.* **25**: 287–298, March 1971.

CLAYTON, J. A., et al.: Pantographic tracings of mandibular movements and occlusion, *J. Prosth. Dent.* **25**: 389–396, April 1971.

COSTEN, J. B.: Syndrome of ear and sinus symptoms dependent upon disturbed function of the temporomandibular joint symptoms, *Ann. Otol. Rhinol. Laryngol.* **43**: 1, 1934.

D'AMICO, A.: Functional occlusion of the natural teeth of man, *J. Prosth. Dent.* **11**: 899, 1961.

D'AMICO, A.: The canine teeth – normal functional relation of the natural teeth of man, *J. South. Calif. Dent. Assoc.* **26**: 194, 1958.

DAWSON, P. E.: *Avaliação e diagnóstico de problemas oclusais,* São Paulo, 1980, Artes Médicas, 405 pp.

DAWSON, P. E.: *Evaluation, diagnosis, and treatment of occlusal problems,* St. Louis, 1974, The C. V. Mosby Co.

DEPIETRO, A. J.: Concepts of occlusion: a system based on rotational centers of the mandible, *Dent. Clin. North Am.,* pp. 607–620, Nov. 1963.

DRUM, W.: A new concept of periodontal disease, *J. Periodont* **46**: 504–510, Aug. 1975.

DRUM, W.: Autodestruction of the masticatory system, *Parodontologie* **16**: 155, 1962.

DRUM, W.: *Parafunktionen und Autodestruktionsprozesse,* Berlin, 1969, Die Quintessenz.

DRUM, W.: The mechanism of splints according to Drum, *Quintessence Int.* **1**: 93–96, Oct. 1969.

EGLI, U.: Das Röntgenbild in der kieferbezüglichen Okklusionsdiagnostik, *Schweiz. Mschr. Zahnheilkd.* **79**: 1220–1246, 1969.

EVERETT, F. G.: Short communication to the Journal of Periodontology, *J. Periodont.* **47**: 48–49, Jan. 1976.

FRANK, L.: Muscular influence on occlusion as shown by X-rays of the condyle, *Dent. Dig.* **56** (11): 484–488, Nov. 1950.

FRANK, L.: Opening axis of the jaw, *Dent. Dig.* **62** (1): 16–19, Jan. 1956.

GERBER, A.: Behandlung der Kiefergelenkstörungen in der Prothetik, *Schweiz. Mschr. Zahnheilkd.* **83**: 31, 1973.

GERBER, A.: Die Bewegungen des Unterkiefers und deren Wiedergabe im Artikulator, *Zahnärztl. Welt* **16**: 3–7, 1950.

GERBER, A.: Die Gysischen Hebelgesetze am Unterkiefer, *Schweiz. Mschr. Zahnheilkd.* **56**: 154–161, 1946.

GERBER, A.: Geometrische oder funktionelle Prothetik? *Schweiz. Mschr. Zahnheilkd.* **61**: 1056, 1951.

GERBER, A.: Kiefergelenk und Zahnokklusion, *Dtsch. Zahnärztl. Z.* **26**: 119–141, 1971.

GERBER, A.: Logik und Mystik der Kiefergelenkbeschwerden, *Schweiz. Mschr. Zahnheilkd.* **74**: 3, 1964.

GERBER, A.: Okklusionslehre, Okklusionsdiagnostik und Okklusionsbehandlung im Wandel unserer Aspekte, *Schweiz. Mschr. Zahnheilkd.* **80**: 447, 1970.

GERBER, A.: *The temporomandibular joint and dental occlusion* (translated by Charmichael, R. P.), Zürich, 1971, Condylator Service.

GERBER, A.: Prof. Dr. h. c. Alfred Gysi, geb. am 31. August 1865, sein wissenschaftliches Vermächtnis und wir, *Schweiz. Mschr. Zahnheilkd.* **75**: 827, 1965.

GERBER, A.: *Registriertechnik für Prothetik, Okklusionsdiagnostik, Okklusionstherapie,* Zürich, 1970, Condylator Service.

GERBER, A.: The role of occlusion and articulation in periodontal disease, *J. Periodont* **1**: 12–20, 1957.

GERBER, A.: Über die Form der Kiefergelenke als Ausdruck aktiver Kräfte, *Schweiz. Mschr. Zahnheilkd.* **61** (7): 679, 1951.

GIBBS, C. H., et al.: Functional movements of the mandible, *J. Prosth. Dent.* **26** (6): 604–619, Dec. 1971.

GIBBS, C. H., SUIT, S. R., and BENZ, S. T.: Masticatory movements of the jaw measured at angles of approach to the occlusal plane, *J. Prosth. Dent.* **30**: 283–288, Sept. 1973.

GIBBS, C. H., et al.: Occlusal forces during chewing: influences of biting strength and consistency, *J. Prosth. Dent.* **46** (5): 561–567, Nov. 1981.

GILSON, T. D.: A theoretic method of occlusal correction, *J. Prosth. Dent.* **3**: 478–492, July 1953.

GLICKMAN, I.: *Clinical periodontology,* ed. 2, Philadelphia, 1958, W. B. Saunders Co., an edition relating to occlusion and periodontal disease, especially Chapt. 24, The role of trauma from occlusion in the etiology of periodontal disease.

GLICKMAN, I., and SMULOW, J. B.: Alterations in the pathway of gingival inflammation into the underlying tissues induced by excessive occlusal forces, *J. Periodont.* **33**: 7, 1962.

GRAF, H., GRASSL, H., and EBERHARDT, H. J.: A method for measurement of occlusal forces in three directions, *Helv. Odont. Acta* **18**: 7–11, 1974.

GRAF, H., and AZANDER, H. A.: Tooth contact patterns in mastication, *J. Prosth. Dent.* **13**: 1055–1066, 1963.

GRANGER, E. R.: Functional relations of the stomatognathic system, *J. A. D. A.* **48** (6): 638–647, June 1954.

GRANGER, E. R.: *Practical procedure in oral rehabilitation,* Philadelphia, 1962, J. B. Lippincott Co., p. 5.

GRANADOS, J. I.: The influence of loss of teeth and attrition on the articular eminences, *J. Prosth. Dent.* **42** (1): 78–85, July 1979.

GRANVILLE, W. A., et al.: *Elementos de cálculo diferencial* (translated by J. Abdelhay), ed. 3, Rio de Janeiro, 1961, Editora Científica, p. 1–229.

GUERINI, V.: Historical development of dental articulators, *Dent. Cosmos* **43**: 1, 1901.

GUICHET, N. F.: Biologic laws governing functions of muscles that move the mandible. Part IV. Degree of jaw separation and potential for maximum jaw separation, *J. Prosth. Dent.* **38**: 301, 1977

GUICHET, N. F.: *Gnathology – everyday dentistry,* Santa Ana, Calif., 1966, Gnathological Seminar.

GUICHET, N. F.: *Occlusion: a teaching manual,* Anaheim, Calif., 1970, Denar Co.

GUICHET, N. F.: *Procedures for occlusal treatment,* Anaheim, Calif., 1969, Denar Co.

GYSI, A.: Die Entwicklung der Kauflächen der künstlichen Mahlzähne und die physikalischen Gesetze, die deren Function beherrschen, *Schweiz. Mschr. Zahnheilkd.* **47**: 3, 1937.

GYSI, A.: Die geometrische Konstruction eines menschlichen oberen bleibenden Gebisses normaler Größe, *Schweiz. Vjschr. Zahnheilkd.* **V**: 1, 1895.

GYSI, A.: The simplex articulator, *Dent. Dig.* **19**: 213–219, March 1913.

GYSI, A.: The problem of articulation, *Dent. Cosmos* **52** (1): 1–19, Jan. 1910.

HALL, R.: An analysis of the work and ideas of investigators of relations and movements of the mandible, *J. A. D. A.* **16** (9): 1642–1693, Sept. 1929.

HELLUY, M.: Etude cinétique et dynamique du jeu mandibulaire dans l'abaissement et l'élévation simples, *Actualités Odontostomat.* **16** (58): 147–177, April–June 1962.

HELMS, C. A., et al.: *Internal derangements of TMJ,* San Francisco, 1983, Radiology Research and Education Foundation.

HEKNEBY, M.: The load of the temporomandibular joint: physical calculations and analyses, *J. Prosth. Dent.* **31** (3): 303–312, May 1974.

HICKEY, J. C., et al.: Mandibular movements in three dimensions, *J. Prosth. Dent.* **13** (1): 72–92, Feb. 1963.

HJORTSJÖ, C. H., et al.: Tomographic study of the rotation movements in the temporomandibular joint during lowering and forward movements of the mandible, *Odont. Revy* **5** (2): 81–110, Feb. 1954.

HOBO, S., and MOCHIZUKI, S.: A kinematic investigation of mandibular border movement by means of an electronic measuring system. Part I. *J. Prosth. Dent.* **50** (3): 368–373, 1983.

HOBO, S.: Studies of a kinematic center of condyle during lateral movement of the condyle, *Shika Gakuho* **82:** 1509–1545, 1982.

HOFFMAN, E. J.: Crown and bridge articulation on the Transograph, *J. Prosth. Dent.* **8:** 293–296, March 1958.

HUFFMAN, R. W., and REGENOS, J. W.: *Principles of occlusion*, London, Ohio, 1973, H. & R. Press, p. I-A-13, I-A-14.

HYLANDER, W. L.: The human mandible: lever or link? *Am. J. Phys. Anthropol.* **43** (2): 227–242, 1975.

KAWAMURA, Y., and MAJIMA, T.: Role of sensory information from the temporomandibular joint in jaw movement, *J. Dent. Res.* **43** (suppl.): 813, Sept.–Oct. 1964 (Abstract).

KERR, D. A., et al.: *Oral diagnosis*, St. Louis, 1978, The C. V. Mosby Co.

KNAP, F. J., et al.: Graphic analysis of hinge motion on the sagittal plane, *J. Prosth. Dent.* **29** (4): 390–396, April 1973.

KODAMA, S.: Study on the effects of biting pressure on the temporomandibular joint (author's translation), *Shika Gakuho* **75** (2): 143–169, 1975.

KOSSOFF, A. R., and HOFFMAN, M. D.: Evaluation of Transograph, *Dent. Dig.* **65:** 60–62, Feb. 1959.

KROGH-POULSEN, W. B.: *Facial pain and mandibular dysfunction*, vol. 16, Philadelphia, 1968, W. B. Saunders Co.

KUNDERT, M., and PALLA, S.: Deutung und Fehldeutung in der okklusionsdiagnostischen Kiefergelenkradiologie, *Schweiz. Mschr. Zahnheilkd.* **87:** 465, 1977.

KURTH, L. E.: From mouth to articulator: static-jaw relations, *J. A. D. A.* **64** (4): 517–520, April 1962.

KURTH, L. E.: Methods of obtaining vertical dimension and centric relation: a practical evaluation of various methods, *J. A. D. A.* **59** (4): 669–673, Oct. 1959.

LAURITZEN, A. G.: *Atlas of occlusal analysis*, Colorado Springs, 1974, HAH Publications.

LAURITZEN, A. G.: Function, prime object of restorative dentistry, a definite procedure to obtain it, *J. A. D. A.* **42:** 532–534, May 1951.

LAURITZEN, A. G., and BODNER, G. H.: Variations in location of arbitrary and true hinge axis points, *J. Prosth. Dent.* **11:** 224–229, March–April 1961.

LAURITZEN, A. G., and WOLFORD, L. W.: Hinge axis location, an experimental basis, *J. Prosth. Dent.* **11** (6): 1059–1067, Nov.–Dec. 1961.

LAURITZEN, A. G., and WOLFORD, L. W.: Occlusal relationships: the split-cast method for articulator techniques, *J. Prosth. Dent.* **14:** 256–265, March–April 1964.

LEPERA, F.: Determinations of the hinge axis, *J. Prosth. Dent.* **14** (4): 651–656, July–Aug. 1964.

LEPERA, F.: Understanding graphic records of mandibular movements, *J. Prosth. Dent.* **18:** 417–424, 1967.

LEINFELDER, M. J.: The Transograph: proof of its accuracy, *Dent. Clin. North Am.*, pp. 217–223, March 1961.

L'ESTRANGE, P. R.: A tomographic study of the hinge axis, *Dent. Pract. (Dent. Rec.)* **19** (6): 209–214, Feb. 1969.

LINDHE, J., and SVANBERG, G.: Influence of trauma on progress of experimental periodontitis, *J. Clin. Periodont.* **1:** 3–14, 1974.

LUCE, C. E.: The movements of the lower jaw, *Boston Med. Surg. J.* **121:** 8–11, 1889. In SONSTEBO, H. R.: C. E. Luce's recordings of mandibular movements, *J. Prosth. Dent.* **11** (6): 1068–1072, Nov.–Dec. 1961.

LUCIA, V. O.: *Modern gnathological concepts*, St. Louis, 1961, The C. V. Mosby Co., pp. 25–29.

LUCIA, V. O.: The gnathological concept of articulation, *Dent. Clin. North Am.*, pp. 183–197, March 1962.

LUNDEEN, H. C., and GIBBS, C. H.: *Advances in occlusion*, Boston, 1982, John Wright.

LUPKIEWICZ, S. M., et al.: The instantaneous hinge axis – its reproducibility and use as an indicator for dysfunction, *J. Dent. Res.* **61** (1): 2–7, Jan. 1982.

MANN, A. W., and PANKEY, L. D.: Oral rehabilitation. Part I. Use of the P. M. instrument in treatment planning and restoring the lower posterior teeth, *J. Prosth. Dent.* **10:** 135–150, Jan.–Feb. 1960.

MANN, A. W., and PANKEY, L. D.: The P. M. philosophy of occlusal rehabilitation, *Dent. Clin. North Am.*, pp. 621, 1963.

MATSON, E.: Estereofotogrametria dental – estudo dos valores angulares de algumas vertentes guias da face oclusal dos dentes permanentes, *Rev. Fac. Odont. S. Paulo* **11** (1): 7–12, Jan.–June 1973.

MATSON, E., and CARVALHO, R. C. R.: Contribuição para o estudo dos valores angulares entre o plano oclusal e o plano de Frankfort: estudo estereofotogramétrico, *Rev. Fac. Odont. S. Paulo* **12** (2): 193–200, July–Dec. 1974.

MATSON, E., et al.: Contribuição para o estudo da correlação das vertentes das cúspides e a curva de compensação (Spee): estudo fotogramétrico, *Rec. Fac. Odont. S. Paulo* **12** (2): 201–206, July–Dec. 1974.

McCOLLUM, B. B.: A research report, *Dent. Items Interest*, report of 1941 from June 1939 to Feb. 1940.

McCOLLUM, B. B., and STUART, C. E.: A research report, South Pasadena, Calif., 1955, Scientific Press.

McCOLLUM, B. B.: Fundamentals involved in prescribing restorative dental remedies, *Dent. Items Interest* **61** (6): 522–535, June 1939.

McCOLLUM, B. B.: Mandibular hinge axis and a method of locating it, *J. Prosth. Dent.* **10** (3): 428–435, May–June 1960.

McNAMARA, J. A., Jr.: Functional adaptions in the temporomandibular joint, *Dent. Clin. North Am.* **19**: 457–471, 1975.

McNEILL, C., et al.: Craniomandibular (TMJ) disorders – the state of art, *J. Prosth. Dent.* **44**: 434, 1980.

MESSERMAN, T., RESWICK, J. B., and GIBBS, C.: Investigation of functional mandibular movements, *Dent. Clin. North. Am.* **13**: 629–642, July 1969.

MEYER, F. S.: The generated path technique in reconstruction dentistry. Part I: Complete dentures, *J. Prosth. Dent.* **9**: 354–366, May–June 1959. Part II: Fixed partial dentures, *J. Prosth. Dent.* **9**: 432–440, May–June 1959.

Mid-States Odonto-Occlusal Symposium: Hinge-axes: intercondylar versus intrafossal, *Am. Dent. Assoc. J.* **63**: 55–60, July 1961.

MONSON, G. S.: Some important factors which influence occlusion, *J. Nat. Dent. Assoc.* **9**: 498, 1922.

NEEDLES, J. W.: Mandibular movements and articulator design, *Am. Dent. J.* **10**: 92735, 1923.

NEMOTO, K., et al.: A study on the three-dimensional range of the mandibular movement at the incision inferius, *Bull. Tokyo Med. Dent. Univ.* **16** (2): 123–137, June 1969.

NEVAKARI, K.: Analysis of the mandibular movement from rest to occlusal position: a roentgenographic/cephalometric investigation, *Acta Odont. Scand.* **14** (suppl. 19): 9–129, 1956.

OLIVEIRA, W. T.: Contribuição para o estudo da curva de Spee: avaliação geométrica de dez casos clínicos, em modelos de arcos superiores, *Rev. Fac. Odont. S. Paulo* **12** (1): 69–74, Jan.–June 1974.

OURSLAND, L. E., and CARLSON, R. D.: Study of the horizontal axis of rotation of the mandible, *J. South. Calif. Dent. Assoc.* **26** (6): 212–221, June 1958.

PAGE, H. L.: An appraisal of balance, *Dent. Dig.* **60**: 200–204, May 1954.

PAGE, H. L.: Centric and hinge axis. *Dent. Dig.* **57**: 115–117, March 1951.

PAGE, H. L.: Critical appraisal of centric relation, *Dent. Dig.* **59**: 342–345, Aug. 1953.

PAGE, H. L.: Five misinterpreted articulation concepts with practical corrections, *Dent. Dig.* **70**: 542–548, Dec. 1964.

PAGE, H. L.: Fundamentals of practical articulation, *Dent. Dig.* **65**: 250–254, June 1959.

PAGE, H. L.: Hinge-axes: arguments and typical examples: proof. Part one. *Dent. Dig.* **66**: 368–372, Aug. 1960.

PAGE, H. L.: Hinge-axes: arguments and typical examples: proof. Part two. *Dent. Dig.* **66**: 411–415, Sept. 1960.

PAGE, H. L.: Lexicography, hinge opening, hinge closing and centric, *Dent. Dig.* **61**: 17–23, Jan. 1955.

PAGE, H. L.: Maxillomandibular terminal relationships, *Dent. Dig.* **57** (11): 490–493, Nov. 1951.

PAGE, H. L.: Natural articulation movements, *Dent. Dig.* **59**: 202–206, May 1953.

PAGE, H. L.: Occlusal movement and obstructions: the Bennett movement. Part one. *Dent. Dig.* **61**: 344–349, Aug. 1955.

PAGE, H. L.: Occlusal movements and obstructions: the Bennett movement. Part two. *Dent. Dig.* **61**: 395–398, Sept. 1955.

PAGE, H. L.: Pantographic tracings: their mission in articulation, *Dent. Dig.* **70** (5): 210–213, May 1964.

PAGE, H. L.: Some confusing concepts in articulation. Part one. *Dent. Dig.* **64**: 71–76, Feb. 1958.

PAGE, H. L.: Temporomandibular joint physiology and jaw synergy, *Dent. Dig.* **60** (2): 54–59, Febr. 1954.

PAGE, H. L.: The envelope of motion, *Dent. Dig.* **62**: 358–361, Aug. 1956.

PAGE, H. L.: Transographics and the Transograph. Part one. *Dent. Dig.* **62:** 162–167, April 1956.

PAGE, H. L.: Transographics and the Transograph, Part two. *Dent. Dig.* **62:** 214–219, May 1956.

PALLA, S.: *Eine experimentelle Untersuchung über den Resilienztest für die Kiefergelenke,* Zürich, 1977, Habilitationsschrift.

PALLA, S.: Eine Mittelwertprojection für Kiefergelenkaufnahmen in schräglateraler Projection, *Schweiz. Mschr. Zahnheilkd.* **86:** 1207, 1976.

PERRY, H. T.: The symptomology of temporomandibular joint disturbance, *J. Prosth. Dent.* **19:** 288–298, March 1968.

POSSELT, U.: Hinge opening axis of the mandible, *Acta Odont. Scand.* **14:** 49–63, June 1956.

POSSELT, U.: *Physiology of occlusion and rehabilitation,* ed. 2, Oxford, England, 1968, Blackwell Scientific Publishers.

POSSELT, U.: Range of movement of mandible, *J. A. D. A.* **56** (1): 10–13, Jan. 1958.

POSSELT, U.: Studies in the mobility of the human mandible, *Acta Odont. Scand.* **10** (suppl. 10): 19–160, 1952.

PRUIM, G. J., et al.: Forces acting on the mandible during bilateral static bite at different bite force levels, *J. Biomechan.* **13** (9): 775–763, 1980.

RAMJFORD, S. P.: Bruxism, a clinical and electromyographic study, *J. A. D. A.* **62:** 21–44, 1961.

RAMJFORD, S. P.: Dysfunctional temporomandibular joint and muscle pain, *J. Prosth. Dent.* **11:** 353–374, 1961.

RAMJFORD, S. P., and ASH, M. M.: *Occlusion,* ed. 3, Philadelphia, 1983, W. B. Saunders Co.

ROSS, I. F.: Occlusal contacts of the natural teeth, *J. Prosth. Dent.* **32:** 660, 1974.

ROSS, I. F.: *Occlusion: a concept for the clinician,* St. Louis, 1970, The C. V. Mosby Co.

ROSS, I. F.: Posterior guidance of natural teeth in the adult: a hypothesis, *J. Periodont.* **48:** 714–721, 1977.

ROSS, I. F. Reactive tooth positioning of the teeth: a reappraisal, *Periodontics* **2:** 172, 1964.

ROSS, I. F.: The incisal guidance of natural teeth in adults, *J. Prosth. Dent.* **31:** 155, 1974.

SAIZAR, P.: Centric relation and condylar movement: anatomic mechanism, *J. Prosth. Dent.* **26** (6): 581–591, Dec. 1971.

SANTOS, J. DOS, Jr., et al.: Estereofotogrametria: estudo morfológico dos valores lineares e angulares do terço oclusal do primeiro pré-molar superior, *Rev. Fac. Odont. S. Paulo* **7** (2): 293–307, July–Dec. 1960.

SANTOS, J. DOS, Jr.: Estereofotogrametria: estudo da morfologia oclusal com vistas à oclusão entre dentes naturais, *Rev. Fac. Odont. S. Paulo* **8** (1): 213, Jan.–June 1970.

SANTOS, J. DOS, Jr.: Estudo estereofotogramétrico das vertentes oclusais de pré-molares mandibulares com vistas à oclusão, *Rev. Fac. Odont. S. Paulo* **10** (2): 157–168, July–Dec. 1972.

SANTOS, J. DOS, Jr., and SILVEIRA, E.: Estereofotogrametria: estudo morfológico dos sulcos secundários da face oclusal de dentes jugais permanentes, *Rev. Fac. Odont. S. Paulo* **12** (2): 181–186, July–Dec. 1974.

SCAIFE, R. R., and HOLT, J. E.: Natural occurrence of cuspid guidance, *J. Prosth. Dent.* **22:** 225–229, 1969.

SCHEMAN, P.: The articulating surfaces of the human TMJ, *N. Y. State Dent. J.* **39** (5): 297, May 1973.

SCHUYLER, C. H.: Correction of occlusal disharmony of the natural dentition, *N. Y. State Dent. J.* **13:** 445–462, Oct. 1947.

SCHUYLER, C. H.: Freedom in centric, *Dent. Clin. North Am.* **13:** 681–686, July 1969.

SCHUYLER, C. H.: Fundamental principles in the correction of occlusal disharmony, natural and artificial, *J. A. D. A.* **22:** 1193–1202, July 1935.

SCHUYLER, C. H.: The function and importance of incisal guidance in oral rehabilitation, *J. Prosth. Dent.* **13:** 1011–1129, Nov.–Dec. 1963.

SCHWARTZ, L.: *Disorders of temporomandibular joint,* Philadelphia, 1959, W. B. Saunders Co.

SCHWEITZER, J. M.: Dental occlusion: a pragmatic approach, *Dent. Clin. North Am.* **13:** 701–724, Juli 1969.

SCHWEITZER, J. M.: Masticatory function in man, *J. Prosth. Dent.* **11** (4): 625–647, July–Aug. 1961.

SCHWEITZER, J. M.: Transograph and transographic articulation, *J. Prosth. Dent.* **7:** 595–621, Sept. 1957.

SHANAHAN, T. E., and LEFF, A.: Illusion of

mandibular tracings, *J. Prosth. Dent.* **12** (1): 82–85, Jan.–Feb. 1962.

SHANAHAN, T. E., and LEFF, A.: The mandibular axis dilemma, *J. Prosth. Dent.* **12** (2): 292–297, March–April 1962.

SHANAHAN, T. E., and LEFF, A.: Mandibular and articulator movements, *J. Prosth. Dent.* **9** (6): 941–945, Nov.–Dec. 1959.

SHANAHAN, T. E., and LEFF, A.: Mandibular and articulator movements: physiologic and mechanical concepts of occlusion, *J. Prosth. Dent.* **16** (1): 62–72, Jan.–Feb. 1965.

SHANAHAN, T. E., and LEFF, A.: Mandibular three-dimensional movements, *J. Prosth. Dent.* **12** (64): 678–684, July–Aug. 1962.

SHEPPARD, I. M.: Observations of condylar and mandibular movement during function, *J. Dent. Res.* **40** (4): 695, July–Aug. 1961 (Abstract).

SHEPPARD, I. M., et al.: Range of condylar movement during mandibular opening, *J. Prosth. Dent.* **15** (2): 263–271, March–April 1965.

SHORE, N. A.: Temporomandibular joint dysfunction and occlusal equilibration, ed. 2, Philadelphia, 1976, J. B. Lippincott Co., pp. 9–25.

SICHER, H.: Biologic significance of hinge axis determination, *J. Prosth. Dent.* **6** (5): 616–620, Sept. 1956.

SICHER, H.: Positions and movements of the lower jaw. *Suom. Hammaslaak, Toim.* **51:** 148–154, Sept. 1955; in *Dent. Abstr. (Chic.)* **1** (8): 494–495, Aug. 1956.

SICHER, H.: Positions and movements of the mandible, *J. A. D. A.* **48** (6): 620–625, June 1954.

SICHER, H.: Temporomandibular articulation in overclosure, *J. A. D. A.* **36:** 131, 1948.

SILVERMAN, M. M.: Character of mandibular movement during closure, *J. Prosth. Dent.* **15** (4): 634–641, July–Aug. 1965.

SPEE, F. G.: *Prosthetic dentistry,* ed. 4, Chicago, 1928, Medico-Dental Publishing Co., p. 49.

STALLARD, R. E.: Occlusion and periodontal disease, *Dent. Clin. North Am.* **13:** 599–605, Juli 1969.

STEINHARDT, G.: *Kiefergelenkserkrankungen, Zahn-, Mund- und Kieferheilkunde III,* München, 1957, Urban & Schwarzenberg.

STILLMAN, P. R., and McCALL, J. O.: *Textbook of clinical periodontia,* New York, 1922, The Macmillan Co.

STUART, C. E.: Accuracy in measuring functional dimensions and relations in oral prosthesis, *J. Prosth. Dent.* **9:** 220–236, 1959.

TAMAKI, T. A.: *A. T. M., noções de interesse protético,* São Paulo, 1971, Editora de Livros Médicos, pp. 46–47.

TARG, S.: *Theoretical mechanics* (translated by V. Talmy), Moscow, 1968, Mir Publishers, pp. 139–242.

THIELEMANN, K.: *Biomechanik der Parodontose,* München, 1956, J. A. Barth.

THOMAS, P. K.: Syllabus on full mouth waxing technique for rehabilitation, tooth to tooth concept of organic occlusion, ed. 3, prepared by School of Dentistry, Post-graduate Education, University of California, San Francisco Medical Center, 1967.

THOMPSON, J. R.: Concepts regarding function of the stomatognathic system, *J. A. D. A.* **48:** 626, 1954.

THOMPSON, J. R., and BRODIE, A. G.: Factors in the position of the mandible, *J. A. D. A.* **29:** 925–941, June 1942.

TORSTEN, O., et al.: The TMJ: a morphologic study on human autopsy material, *Acta Odont. Scand.* **29:** 349–384, 1971.

TRADOWSKY, M., and KUBICEK, W. F.: Method of determining the physiologic equilibrium point of the mandible, *J. Prosth. Dent.* **45** (5): 558–563, May 1, 1981.

TRAPOZZANO, V. R., and LAZZARI, J. R.: Study of hinge axis determination, *J. Prosth. Dent.* **11** (5): 858–863, Sept.–Oct. 1961.

TRAPOZZANO, V. R., et al.: The physiology of the terminal rotational position of the condyles in the temporomandibular joint, *J. Prosth. Dent.* **17** (2): 122–133, Feb. 1967.

ULRICH, J.: The human temporomandibular joint: kinematics and actions of masticatory muscles, *J. Prosth. Dent.* **9** (3): 399–406, May–June 1959.

WARD, H. E.: Synopsis of Arne Lauritzen's course, *Cal. Acad. Rev.* **1:** 3–4, June 1953.

WEINBERG, L. A.: Jaw evaluation on basic articulators and their concepts, *J. Prosth. Dent.* **13** (4): 622–624, July–Aug. 1963.

WEINBERG, L. A.: Transverse hinge axis: real or imaginary, *J. Prosth. Dent.* **9** (5): 775–787, Sept.–Oct. 1959.

WENTZ, F. M., JARABAK, J., and ORBAN, B.: Experimental trauma imitating cuspal interferences, *J. Periodont.* **29:** 117, 1958.

WIDMALM, S. E.: The silent period in the masseter muscle of patients with TMJ dysfunction, *Acta Odont. Scand.* **34:** 43–52, 1976.

WILD, W.: *Funktionelle Prothetik,* Basel, 1950, Benno Schwabe u. Co.

YEMM, R., HANNAM, A. G., and MATHEWS, B.: Changes in the activity of the masseter muscle following tooth contact, *J. Dent. Res.* **48:** 1131, 1969.

ZOLA, A.: Morphologic limiting factors in the temporomandibular joint. *J. Prosth. Dent.* **13:** 732–740, July–Aug. 1963.

ZOLA, A., and ROTHSCHILD, E. A.: Condyle positions on unimpeded jaw movements, *J. Prosth. Dent.* **11** (5): 873–881, Sept.–Oct. 1961.

Personen- und Sachverzeichnis

W

Z